Sabores Irresistibles

Recetas mágicas para perder peso sin sacrificio

Guía completa con recetas bajas en calorías que te ayudarán a adelgazar sin perder el sabor. Te revelo un enfoque revolucionario para lograr la pérdida de peso sin renunciar al placer de saborear exquisitos platos.

Victoria Maciass

Quiero expresarte mi más sincero agradecimiento por haber adquirido este libro, el cual espero que pueda ayudarte con tu nuevo estilo de vida.

Si necesitas contactarme por cualquier asunto relacionado con este Ebook, por favor hazlo a través de los comentarios, intentaré responder a la mayor brevedad posible.

Este Ebook está protegido por las leyes que rigen cualquier obra de este tipo. Esta estrictamente prohibido su copia, modificación, o distribución total o parcial por cualquier vía sin el permiso expreso del autor.

Exención de responsabilidad

Este libro ha sido escrito con la intención de proporcionar información general y entretenimiento. El autor ha realizado todos los esfuerzos razonables para asegurarse de que la información contenida en este libro sea precisa y actualizada en el momento de su publicación. Sin embargo, no se garantiza la exactitud, exhaustividad o actualidad de dicha información.

El contenido de este libro no pretende sustituir el asesoramiento profesional, médico, legal o financiero. Los lectores deben consultar a profesionales adecuados en relación con su situación específica antes de tomar cualquier acción basada en la información presentada en este libro.

El autor y el editor no se hacen responsables de ninguna pérdida, daño o inconveniente causado como resultado del uso de la información contenida en este libro.

Tabla de contenido

Introducción

Este libro no es solo una recopilación de recetas bajas en calorías, sino una guía completa que te ayudará a transformar tu alimentación y tu relación con la comida. Aquí aprenderás a preparar platos deliciosos y nutritivos que te ayudarán a perder peso sin sacrificar el sabor ni el placer de comer.

La **lucha contra el exceso de peso** y los problemas de salud relacionados es una realidad para muchas personas en todo el mundo. La vida moderna, con sus rutinas aceleradas y la disponibilidad de alimentos procesados y poco saludables, ha hecho que mantener un peso ideal sea un desafío.

Sin embargo, la buena noticia es que, **con una alimentación inteligente** y la elección adecuada de ingredientes, es posible alcanzar y mantener un peso saludable de manera sostenible.

En esta guía, nos enfocaremos en **los principios de una alimentación equilibrada**, el control de las calorías y los macronutrientes, y la importancia de planificar los menús semanales. Proporcionaremos recetas variadas que incluyen desayunos, almuerzos, cenas y snacks, todas diseñadas para ayudarte a perder peso sin renunciar al placer de comer bien.

La clave del éxito en cualquier plan de pérdida de peso es la sostenibilidad. No se trata de seguir una dieta restrictiva durante unas semanas y luego volver a los viejos hábitos. Se trata de hacer cambios permanentes en tu estilo de vida y en tu relación con la comida.

Este libro te proporcionará las herramientas necesarias para hacerlo, desde recetas fáciles de seguir hasta consejos prácticos para comer fuera de casa y mantener el peso ideal a largo plazo.

Más libros en; https://amzn.to/3rUn6MW

Kit de Cocina en Amazon; https://amzn.to/44EEzJg

Otras recomendaciones; https://taplink.cc/victoriamaciass

Capítulo 1; Los Fundamentos de una Alimentación Saludable

La alimentación saludable es la base de una **vida plena y activa**. Se define como el consumo de una variedad de alimentos que proporcionan los nutrientes necesarios para mantener una salud óptima y energía durante todo el día. Esto incluye una adecuada ingesta de proteínas, carbohidratos, grasas, vitaminas y minerales.

Adoptar una alimentación saludable no solo ayuda a mantener un peso ideal, sino que también es crucial para la prevención de enfermedades crónicas como la diabetes, enfermedades cardíacas y ciertos tipos de cáncer.

La importancia de una alimentación saludable radica en su capacidad para mejorar la calidad de vida. Una dieta balanceada contribuye a un mejor rendimiento físico y mental, fortaleciendo el sistema inmunológico y reduciendo el riesgo de enfermedades.

Además, influye positivamente en nuestro estado de ánimo y bienestar emocional, proporcionando la energía y vitalidad necesarias para enfrentar los retos diarios con optimismo y entusiasmo.

Beneficios para la salud física y mental;

Los beneficios de una alimentación saludable son amplios y abarcan tanto la salud física como la mental. Desde un punto de vista físico, una dieta equilibrada ayuda a mantener un peso corporal saludable, lo que a su vez reduce la presión sobre el corazón, las articulaciones y otros órganos vitales.

Consumir una variedad de alimentos ricos en nutrientes también mejora la función digestiva, promueve una piel más saludable y fortalece los huesos y músculos.

En cuanto a la salud mental, los alimentos que comemos tienen un impacto directo en nuestro cerebro. Nutrientes como los ácidos grasos omega-3, presentes en pescados como el salmón, y antioxidantes, encontrados en frutas y verduras, han demostrado mejorar la función cognitiva y reducir el riesgo de trastornos mentales como la depresión y la ansiedad.

Además, una alimentación equilibrada ayuda a estabilizar los niveles de azúcar en la sangre, evitando los picos de energía y los bajones que pueden afectar nuestro estado de ánimo y concentración.

Principios de una Dieta Equilibrada;

Para adoptar una dieta equilibrada es fundamental comprender y aplicar algunos principios básicos;

Variedad; Consumir una amplia gama de alimentos para asegurar la ingesta de todos los nutrientes esenciales. Cada grupo de alimentos ofrece diferentes beneficios y su combinación en la dieta diaria es crucial para una nutrición completa.

Proporcionalidad; Equilibrar las cantidades de alimentos que se consumen de cada grupo. Es importante moderar el consumo de ciertos alimentos como los ricos en grasas saturadas y azúcares añadidos, y aumentar la ingesta de frutas, verduras, granos enteros y proteínas magras.

Moderación; No se trata de eliminar por completo ciertos alimentos, sino de consumirlos con moderación. Los placeres gastronómicos pueden disfrutarse en pequeñas cantidades sin comprometer una alimentación saludable.

Hidratación adecuada; Beber suficiente agua es esencial para el buen funcionamiento del cuerpo. La hidratación adecuada ayuda en la digestión, la absorción de nutrientes y la eliminación de toxinas.

Planificación y consistencia; Planificar las comidas con antelación y mantener una consistencia en los hábitos alimenticios facilita la adherencia a una dieta saludable. Establecer un plan de comidas que incluya opciones nutritivas y equilibradas ayuda a evitar elecciones impulsivas y poco saludables.

Adoptar estos principios en nuestra vida diaria no solo nos ayuda a alcanzar y mantener un peso ideal, sino que también nos permite disfrutar de una vida más saludable, plena y feliz. La clave está en hacer elecciones conscientes y sostenibles que beneficien tanto nuestro cuerpo como nuestra mente.

Principios de una Dieta Equilibrada

Una **dieta equilibrada** es aquella que proporciona al cuerpo todos los nutrientes necesarios en las cantidades adecuadas para mantener un óptimo funcionamiento y salud. Esto implica consumir una variedad de alimentos que ofrezcan un balance adecuado de macronutrientes (proteínas, carbohidratos y grasas), así como micronutrientes (vitaminas y minerales).

La clave de una dieta equilibrada es la diversidad alimentaria, asegurando que se obtenga una amplia gama de nutrientes esenciales para el bienestar físico y mental.

Proporciones adecuadas de macronutrientes;

Los macronutrientes son los componentes principales de nuestra dieta y se dividen en tres categorías; proteínas, carbohidratos y grasas. Cada uno de estos nutrientes desempeña un papel vital en el mantenimiento de nuestra salud.

Proteínas; Son fundamentales para la construcción y reparación de tejidos, la producción de enzimas y hormonas, y el funcionamiento del sistema inmunológico.

Las fuentes de proteínas incluyen carnes magras, pescado, huevos, legumbres, nueces y productos lácteos. Una dieta equilibrada debe contener aproximadamente un 15-20% de proteínas.

Carbohidratos; Proporcionan la principal fuente de energía para el cuerpo. Se encuentran en alimentos como frutas, verduras, granos enteros, legumbres y productos lácteos.

Es importante optar por carbohidratos complejos, que se digieren lentamente y proporcionan energía sostenida. Los carbohidratos deberían constituir alrededor del 45-65% de la ingesta diaria de alimentos.

Grasas; Aunque a menudo se demonizan, las grasas son esenciales para la absorción de vitaminas liposolubles (A, D, E, K), la protección de órganos y la producción de hormonas. Las fuentes saludables de grasas incluyen aceites vegetales, aguacates, nueces y pescados grasos.

Se recomienda que las grasas representen entre el 20-35% de la ingesta calórica diaria, enfocándose en grasas insaturadas y limitando las saturadas y trans.

La pirámide alimenticia y su interpretación;

La pirámide alimenticia es una guía visual que ayuda a entender cómo construir una dieta equilibrada. Se organiza en niveles que representan diferentes grupos de alimentos y sus proporciones recomendadas en la dieta diaria.

Base de la pirámide (Granos enteros); En la base se encuentran los granos enteros como el arroz integral, la avena y el pan integral. Estos alimentos deben constituir la mayor parte de la dieta, ya que son una fuente importante de carbohidratos complejos, fibra y nutrientes esenciales.

Segundo nivel (Frutas y verduras); Este nivel incluye frutas y verduras, que deben ser consumidas en abundancia. Son ricas en vitaminas, minerales y antioxidantes, y su alto contenido de fibra promueve una buena digestión y sensación de saciedad.

Tercer nivel (Proteínas y productos lácteos); Aquí encontramos las fuentes de proteínas como carnes magras, pescado, huevos, legumbres y frutos secos, así como los productos lácteos. Estos alimentos proporcionan los aminoácidos esenciales y el calcio necesario para la salud ósea.

Cuarto nivel (Grasas y azúcares); En la cúspide de la pirámide se ubican las grasas y los azúcares, que deben ser consumidos con moderación. Aunque las grasas saludables son necesarias, es importante limitar las grasas saturadas y trans. Los azúcares añadidos deben ser minimizados para evitar el exceso calórico y los problemas asociados con el consumo excesivo de azúcar.

Interpretar la pirámide alimenticia nos ayuda a visualizar cómo distribuir los alimentos en nuestras comidas diarias. Nos recuerda la importancia de la variedad y la moderación, promoviendo elecciones alimenticias que apoyen una salud integral.

Al seguir estas directrices, no solo garantizamos que nuestro cuerpo reciba todos los nutrientes necesarios, sino que también disfrutamos de una dieta rica y equilibrada que nos permite vivir de manera activa y saludable.

Los Macronutrientes y su Papel en la Pérdida de Peso

Los **carbohidratos** son la principal fuente de energía para el cuerpo y juegan un papel crucial en la pérdida de peso cuando se eligen adecuadamente. Existen dos tipos principales de carbohidratos; simples y complejos.

Carbohidratos simples; Se encuentran en alimentos como el azúcar refinado, los dulces y las bebidas azucaradas. Estos carbohidratos se descomponen rápidamente en el cuerpo, provocando picos y caídas de azúcar en sangre, lo que puede llevar a un aumento del hambre y del consumo calórico. Para la pérdida de peso, es mejor limitar estos carbohidratos.

Carbohidratos complejos; Estos se descomponen más lentamente, proporcionando energía sostenida y ayudando a mantener la saciedad. Fuentes saludables de carbohidratos complejos incluyen granos enteros (como la avena, el arroz integral y la quinua), legumbres (como frijoles y lentejas), y verduras (como el brócoli y las zanahorias).

Estos alimentos también son ricos en fibra, lo que ayuda a regular el sistema digestivo y a mantener el apetito bajo control.

Para optimizar la pérdida de peso, es recomendable centrarse en carbohidratos complejos y consumirlos en combinación con proteínas y grasas saludables para mantener estables los niveles de azúcar en sangre y evitar los antojos.

Proteínas; Importancia y fuentes magras

Las proteínas son esenciales para la construcción y reparación de tejidos, la producción de enzimas y hormonas, y el mantenimiento de la masa muscular, especialmente importante durante la pérdida de peso.

Las proteínas también tienen un efecto térmico más alto en comparación con los carbohidratos y las grasas, lo que significa que el cuerpo quema más calorías para digerirlas.

Las fuentes magras de proteínas son ideales para quienes buscan perder peso porque proporcionan los nutrientes necesarios sin exceso de grasas y calorías. Algunas de las mejores fuentes magras de proteínas incluyen;

Carnes magras; Pollo sin piel, pavo y cortes magros de carne de res.

Pescados y mariscos; Especialmente aquellos ricos en omega-3, como el salmón y el atún.

Huevos; Una excelente fuente de proteína completa.

Productos lácteos bajos en grasa; Como el yogur griego y el queso cottage.

Legumbres y granos; Lentejas, garbanzos y quinoa, que también aportan fibra y otros nutrientes esenciales.

Frutos secos y semillas; Almendras, nueces y chía, en cantidades moderadas debido a su contenido calórico.

Incorporar proteínas en cada comida y refrigerio ayuda a mantener la saciedad, preserva la masa muscular durante la pérdida de peso y contribuye a una dieta equilibrada.

Grasas; Tipos de grasas y su impacto en la salud

Aunque las grasas han sido injustamente vilipendiadas en el pasado, no todas las grasas son iguales, y algunas son cruciales para una buena salud y para apoyar la pérdida de peso.

Grasas insaturadas; Estas son las grasas saludables que se encuentran en alimentos como el aceite de oliva, los aguacates, las nueces y los pescados grasos.

Las grasas monoinsaturadas y poliinsaturadas pueden mejorar los niveles de colesterol, reducir la inflamación y proporcionar ácidos grasos esenciales que el cuerpo no puede producir por sí mismo.

Incorporar estas grasas en la dieta puede ayudar a sentirse satisfecho y evitar el exceso de consumo de calorías.

Grasas saturadas; Estas se encuentran en productos de origen animal como la carne roja y los productos lácteos enteros, así como en algunos aceites tropicales como el aceite de coco. Si bien el consumo de grasas saturadas no debe ser excesivo, no es necesario eliminarlas por completo, sino más bien consumirlas con moderación.

Grasas trans; Estas son las grasas dañinas que se encuentran en alimentos procesados y fritos. Las grasas trans aumentan el riesgo de enfermedades cardíacas y deben ser evitadas en la medida de lo posible.

Al incluir una cantidad adecuada de grasas saludables en la dieta, se puede mejorar la absorción de vitaminas liposolubles (A, D, E y K) y proporcionar una fuente de energía sostenible.

Las grasas también juegan un papel clave en la regulación del apetito, ayudando a mantener la saciedad y a prevenir el consumo excesivo de alimentos poco saludables.

Micronutrientes Esenciales para una Buena Salud

Las **vitaminas** son compuestos orgánicos esenciales que el cuerpo necesita en pequeñas cantidades para funcionar correctamente. Se dividen en dos categorías principales; vitaminas solubles en agua y vitaminas solubles en grasa.

Vitaminas solubles en agua;

Vitamina C; Importante para el sistema inmunológico, la cicatrización de heridas y la absorción de hierro. Fuentes; cítricos (naranjas, limones), fresas, pimientos y brócoli.

Vitaminas del complejo B; Incluyen B1 (tiamina), B2 (riboflavina), B3 (niacina), B5 (ácido pantoténico), B6 (piridoxina), B7 (biotina), B9 (ácido fólico) y B12 (cobalamina).

Estas vitaminas son cruciales para el metabolismo energético, la función cerebral y la formación de glóbulos rojos. Fuentes; carnes magras, huevos, productos lácteos, legumbres y vegetales de hojas verdes.

Vitaminas solubles en grasa;

Vitamina A; Necesaria para la visión, el sistema

inmunológico y la salud de la piel. Fuentes; zanahorias, batatas, espinacas y productos lácteos.

Vitamina D; Esencial para la absorción de calcio y la salud ósea. Fuentes; pescado graso (salmón, caballa), huevos y exposición al sol.

Vitamina E; Actúa como antioxidante, protegiendo las células del daño. Fuentes; nueces, semillas, aceites vegetales y espinacas.

Vitamina K; Importante para la coagulación sanguínea y la salud ósea. Fuentes; verduras de hojas verdes, brócoli y col rizada.

Minerales; Tipos, funciones y fuentes alimenticias

Los minerales son elementos inorgánicos que el cuerpo necesita para diversas funciones vitales. Se clasifican en macrominerales y microminerales (o trazas).

- **Macrominerales;**

Calcio; Fundamental para la salud ósea y dental, la contracción muscular y la función nerviosa. Fuentes; productos lácteos, almendras, tofu y vegetales de hojas verdes.

Fósforo; Necesario para la formación de huesos y

dientes, y para la producción de energía. Fuentes; carnes, productos lácteos, nueces y semillas.

Potasio; Importante para el equilibrio de fluidos, la función muscular y nerviosa. Fuentes; plátanos, naranjas, patatas y espinacas.

Sodio; Necesario para el equilibrio de fluidos y la función nerviosa. Fuentes; sal de mesa, mariscos y productos procesados (aunque se debe consumir con moderación).

Magnesio; Participa en más de 300 reacciones enzimáticas, incluyendo la síntesis de proteínas y la función muscular. Fuentes; nueces, semillas, granos enteros y vegetales de hojas verdes.

- **Microminerales;**

Hierro; Esencial para la formación de glóbulos rojos y el transporte de oxígeno. Fuentes; carnes rojas, legumbres, espinacas y frutos secos.

Zinc; Importante para la función inmunológica, la síntesis de proteínas y la cicatrización de heridas. Fuentes; carnes, mariscos, semillas y granos enteros.

Cobre; Necesario para la producción de energía y la formación de tejido conectivo. Fuentes; mariscos, nueces, semillas y productos integrales.

Selenio; Actúa como antioxidante, protegiendo las células del daño. Fuentes; nueces de Brasil, pescados, carnes y huevos.

La importancia del agua y la hidratación adecuada;

El agua es el componente más esencial de nuestra dieta, constituyendo alrededor del 60% del peso corporal. La hidratación adecuada es crucial para mantener todas las funciones corporales.

Regulación de la temperatura corporal; El agua ayuda a regular la temperatura a través de la transpiración y la respiración.

Transporte de nutrientes y oxígeno; El agua facilita el transporte de nutrientes y oxígeno a las células y la eliminación de desechos.

Digestión y absorción de nutrientes; Participa en la digestión de los alimentos y en la absorción de nutrientes en el intestino.

Lubricación de las articulaciones; Mantiene las articulaciones lubricadas, reduciendo el riesgo de lesiones.

Mantenimiento de la piel y tejidos; La hidratación adecuada ayuda a mantener la piel saludable y elástica.

Para asegurarse de estar bien hidratado, se recomienda beber al menos 8 vasos de agua al día, aunque las necesidades pueden variar según el nivel de actividad, el clima y la salud individual. Incorporar frutas y verduras ricas en agua, como sandía, pepino y naranjas, también puede ayudar a mantener una hidratación óptima.

El Índice Glucémico y su Impacto en la Pérdida de Peso

El **índice glucémico (IG)** es una medida que clasifica los alimentos que contienen carbohidratos en función de cómo afectan los niveles de glucosa en sangre.

Se basa en la velocidad y el grado en que un alimento eleva el azúcar en sangre después de su consumo, comparado con un estándar, generalmente glucosa pura o pan blanco, que tiene un IG de 100. Los alimentos se clasifican en tres categorías principales;

IG bajo (55 o menos); Los alimentos que se digieren, absorben y metabolizan lentamente, causando un aumento gradual en los niveles de glucosa en sangre.

IG medio (56-69); Los alimentos que provocan un aumento moderado en los niveles de glucosa en sangre.

IG alto (70 o más); Los alimentos que se digieren rápidamente, causando picos rápidos y pronunciados en los niveles de glucosa en sangre.

El IG es una herramienta útil para gestionar la dieta y mantener niveles estables de energía, lo que es especialmente importante para la pérdida de peso y el control de la diabetes.

Alimentos con IG alto vs. IG bajo;

- **IG alto;**

Ejemplos; Pan blanco, arroz blanco, papas, dulces, refrescos y alimentos procesados.

Impacto en el cuerpo; Los alimentos con un IG alto se descomponen rápidamente en glucosa, causando picos rápidos en los niveles de azúcar en sangre.

Esto puede llevar a un aumento de la insulina, seguido de una caída brusca en los niveles de glucosa, lo que puede causar hambre y antojos poco después de comer.

A largo plazo, consumir muchos alimentos con IG alto puede contribuir al aumento de peso y al riesgo de desarrollar resistencia a la insulina y diabetes tipo 2.

- **IG bajo;**

Ejemplos; Avena, legumbres, manzanas, zanahorias, batatas y la mayoría de las verduras de hojas verdes.

Impacto en el cuerpo; Los alimentos con un IG bajo se descomponen más lentamente, proporcionando una liberación gradual y sostenida de glucosa en la sangre.

Esto ayuda a mantener niveles estables de energía y a prolongar la sensación de saciedad, lo que puede ayudar a controlar el apetito y reducir la ingesta calórica total. Incorporar alimentos de IG bajo en la dieta puede mejorar la gestión del peso y reducir el riesgo de enfermedades metabólicas.

Estrategias para incorporar alimentos de IG bajo en la dieta;

Elegir granos enteros sobre refinados; Optar por productos integrales como el arroz integral, la avena y la quinoa en lugar de granos refinados como el arroz blanco y el pan blanco. Los granos enteros tienen un IG más bajo y son ricos en fibra, lo que ayuda a mantener la saciedad.

Incluir más legumbres; Las legumbres, como frijoles, lentejas y garbanzos, son excelentes fuentes de proteínas y fibra, y tienen un IG bajo. Pueden añadirse a ensaladas, sopas y guisos para aumentar el contenido nutritivo y mantener los niveles de glucosa estables.

Aumentar el consumo de frutas y verduras; Muchas frutas y verduras tienen un IG bajo y son ricas en vitaminas, minerales y antioxidantes. Es recomendable incluir una variedad de estas en cada comida. Por ejemplo, manzanas, peras, bayas y verduras de hojas verdes son opciones ideales.

Combinar alimentos; Consumir alimentos con un IG alto junto con alimentos de IG bajo puede ayudar a reducir el impacto general en los niveles de glucosa en sangre. Por ejemplo, combinar papas (IG alto) con una ensalada de espinacas (IG bajo) y una fuente de proteínas magras como el pollo.

Optar por refrigerios saludables; En lugar de elegir refrigerios procesados con IG alto, optar por opciones como nueces, yogur griego, zanahorias con hummus o una pieza de fruta.

Ser consciente de las porciones; Aunque los alimentos de IG bajo son beneficiosos, es importante controlar las porciones para mantener un equilibrio calórico adecuado, especialmente en un plan de pérdida de peso.

Hidratarse adecuadamente; Beber suficiente agua y mantenerse hidratado puede ayudar a regular el apetito y apoyar una digestión saludable.

Incorporar alimentos de índice glucémico bajo en la dieta no solo ayuda a perder peso, sino que también mejora la salud general al estabilizar los niveles de azúcar en sangre, reducir el riesgo de enfermedades crónicas y promover una sensación sostenida de energía y bienestar.

Adoptar estas estrategias con entusiasmo y compromiso puede transformar tu alimentación y tu vida, llevando a una salud óptima y una vitalidad renovada.

El Control de las Porciones y su Importancia

El **control de las porciones** es una estrategia esencial para gestionar la ingesta calórica, mantener un peso saludable y promover una alimentación equilibrada. Comer en las cantidades adecuadas nos ayuda a disfrutar de todos los grupos alimenticios sin excedernos en las calorías, lo que es crucial para la pérdida de peso y el mantenimiento de la salud a largo plazo.

Técnicas para medir porciones adecuadas;

Uso de herramientas de medición; Utilizar tazas de medir, cucharas y una balanza de cocina puede ayudar a ser más preciso con las porciones. Esto es especialmente útil al servir alimentos como granos, frutas, vegetales y proteínas.

Control de las porciones visual; Aprender a estimar las porciones usando objetos cotidianos puede ser muy práctico. **Por ejemplo**;

- Una porción de carne del tamaño de una baraja de cartas.
- Una porción de pasta o arroz del tamaño de una pelota de tenis.
- Una porción de mantequilla del tamaño de una caja de fósforos.
- Una porción de frutas o vegetales del tamaño de un puño cerrado.

Platos y tazones más pequeños; Usar platos y tazones más pequeños puede hacer que las porciones se vean más grandes, ayudando a reducir la cantidad de comida consumida sin sentir que estamos comiendo menos.

Dividir y almacenar; Si compramos alimentos en grandes cantidades, es útil dividirlos en porciones más pequeñas inmediatamente después de la compra.

Guardar las porciones en recipientes individuales puede evitar comer en exceso.

Leer etiquetas nutricionales; Las etiquetas de los alimentos proporcionan información sobre el tamaño de las porciones. Ser consciente de estas guías puede ayudar a servir porciones adecuadas.

Cómo evitar comer en exceso;

Establecer un **horario** regular para las comidas y los refrigerios puede ayudar a evitar el hambre extrema que lleva a comer en exceso. Comer cada 3-4 horas puede mantener los niveles de energía estables y prevenir los antojos.

Tomarse el tiempo para **masticar** bien y disfrutar cada bocado permite que el cerebro registre la saciedad antes de que se haya consumido demasiado. Comer despacio también mejora la digestión y la absorción de nutrientes.

El **agua** puede ayudar a llenar el estómago y reducir la cantidad de alimentos consumidos. Beber un vaso de agua antes de las comidas y sorbos entre bocados puede ser una técnica efectiva.

Comer mientras se ve la televisión o se trabaja puede llevar a consumir más alimentos de lo necesario. Dedicar tiempo para comer **sin distracciones** permite ser más consciente de la cantidad y calidad de los alimentos ingeridos.

En lugar de llevar platos grandes a la mesa, servir **las porciones adecuadas en la cocina** y dejar los recipientes adicionales fuera de alcance puede ayudar a controlar la cantidad consumida.

La importancia de comer conscientemente;

Comer conscientemente implica prestar atención plena a la experiencia de comer, lo que puede mejorar la relación con los alimentos y **fomentar hábitos alimenticios** más saludables.

Aprender a **escuchar al cuerpo** y comer cuando se tiene hambre y detenerse cuando se está satisfecho, no cuando se está lleno, puede prevenir el comer en exceso. La saciedad es una señal de que el cuerpo ha recibido suficiente energía para funcionar correctamente.

Tomarse el tiempo para **saborear cada bocado** y apreciar los sabores, texturas y aromas de los alimentos puede aumentar la satisfacción y reducir la necesidad de comer más.

Muchas veces, se come por razones emocionales como el estrés, la tristeza o el aburrimiento. Identificar y gestionar estas emociones de manera saludable, a través de actividades como el **ejercicio**, la meditación o hablar con amigos, puede reducir el comer emocional.

Agradecer por la comida y reconocer su valor nutricional puede fomentar una actitud positiva hacia la alimentación y reducir la tendencia a comer en exceso.

Hábitos Alimenticios Saludables

Mantener un horario regular para las comidas es crucial para una buena salud. Las comidas regulares ayudan a estabilizar los niveles de azúcar en sangre, a mantener el metabolismo activo y a prevenir el hambre extrema que puede llevar a comer en exceso. Además, ayudan a **crear una rutina** alimenticia equilibrada que proporciona energía constante a lo largo del día.

Estabilidad energética; Comer a intervalos regulares mantiene los niveles de energía estables, evitando picos y caídas bruscas que pueden afectar el estado de ánimo y la productividad.

Mejor digestión; Establecer un horario regular permite al sistema digestivo funcionar de manera más eficiente, reduciendo problemas como el reflujo ácido y la indigestión.

Control del peso; Las comidas regulares ayudan a evitar el hambre extrema, que a menudo resulta en elecciones alimenticias poco saludables y comer en exceso.

Para mantener comidas regulares, es recomendable tener tres comidas principales (desayuno, almuerzo y cena) y uno o dos refrigerios saludables. Esta estructura mantiene el metabolismo activo y asegura una ingesta equilibrada de nutrientes a lo largo del día.

Estrategias para evitar el picoteo entre comidas;

El picoteo entre comidas puede sabotear una dieta equilibrada y llevar a un exceso de calorías. Aquí hay algunas estrategias efectivas para evitarlo;

A veces, la sensación de hambre es en realidad sed. **Beber agua** regularmente puede ayudar a evitar el picoteo innecesario.

Asegurarse de que las **comidas principales** sean equilibradas y satisfactorias puede reducir el deseo de picotear. Incluir proteínas, fibra y grasas saludables en cada comida ayuda a mantener la saciedad.

Si necesitas un refrigerio, opta por opciones saludables como **frutas**, vegetales, nueces o yogur griego. Estos alimentos proporcionan nutrientes y saciedad sin añadir muchas calorías vacías.

Mantener los alimentos poco saludables **fuera de alcance** puede reducir la tentación de picotear. En su lugar, tener a mano opciones saludables facilita tomar decisiones inteligentes.

Planificar momentos específicos para los refrigerios puede ayudar a controlar el hambre y evitar el picoteo impulsivo.

La planificación de comidas y su impacto en la salud;

La planificación de comidas es una herramienta poderosa para mantener una dieta saludable y equilibrada. Planificar con anticipación no solo facilita la preparación de comidas nutritivas, sino que también ayuda a controlar las porciones y a evitar decisiones impulsivas poco saludables.

Ahorro de tiempo y estrés; Tener un plan de comidas semanal elimina el estrés de decidir qué comer cada día. Además, facilita la preparación de comidas y reduce el tiempo invertido en la cocina.

Control de porciones; Planificar las comidas permite medir y preparar porciones adecuadas, lo que ayuda a evitar el comer en exceso y a mantener un control calórico.

Mejor elección de alimentos; Con un plan, es más fácil incluir una variedad de alimentos saludables y balancear los grupos alimenticios necesarios, asegurando una ingesta adecuada de nutrientes.

Ahorro económico; Planificar las comidas ayuda a hacer compras más eficientes, evitando el desperdicio de alimentos y reduciendo los gastos en comidas fuera de casa.

Prevención del hambre extrema; Tener comidas y refrigerios planeados evita llegar a un punto de hambre extrema, lo que puede llevar a elecciones alimenticias poco saludables.

Para una planificación efectiva, es útil;

- Dedicar tiempo a planificar las comidas de la semana, incluyendo desayunos, almuerzos, cenas y refrigerios.
- Basada en el menú, hacer una lista de todos los ingredientes necesarios y ceñirse a ella durante las compras.
- Cocinar en grandes cantidades y almacenar porciones individuales facilita tener comidas saludables listas para llevar.
- Variar las recetas y los ingredientes para mantener la dieta interesante y rica en nutrientes.

Adoptar estos **hábitos alimenticios** saludables no solo mejora la salud física y mental, sino que también promueve una relación positiva con la comida. Mantener comidas regulares, evitar el picoteo entre comidas y planificar con anticipación son estrategias clave para disfrutar de una vida más saludable y plena, llena de energía y bienestar. ¡Inicia hoy mismo y experimenta la diferencia!

El Papel de la Fibra en la Dieta

La fibra dietética es una parte esencial de una alimentación saludable. Se encuentra en los alimentos vegetales y no puede ser digerida por el cuerpo humano, lo que le confiere varios beneficios únicos para la salud, especialmente en la gestión del peso y la mejora de la digestión.

Tipos de fibra; soluble e insoluble

Fibra soluble; Este tipo de fibra se disuelve en agua formando una sustancia gelatinosa. Ayuda a reducir los niveles de colesterol y glucosa en sangre.

Ejemplos; Avena, cebada, nueces, semillas, frijoles, lentejas, guisantes y algunas frutas y verduras como manzanas, cítricos, zanahorias y brócoli.

Fibra insoluble; No se disuelve en agua. Esta fibra aumenta el volumen de las heces y facilita el tránsito intestinal, ayudando a prevenir el estreñimiento.

Ejemplos; Trigo integral, salvado de trigo, nueces, frijoles y vegetales como la coliflor, las judías verdes y las patatas.

Beneficios de la fibra para la pérdida de peso

- La fibra, especialmente la soluble, ayuda a ralentizar la digestión y prolonga la sensación de saciedad. Esto puede reducir el apetito y la ingesta calórica total, ayudando a controlar el peso.
- La fibra soluble ralentiza la absorción de azúcar, lo que ayuda a mantener niveles estables de glucosa en sangre y previene picos y caídas bruscas que pueden causar hambre y antojos.
- Algunas fibras solubles pueden interferir en la absorción de grasas y colesterol, contribuyendo a una menor ingesta calórica.
- La fibra insoluble aumenta el volumen de las heces y acelera el tránsito intestinal, lo que ayuda a prevenir el estreñimiento y promueve un sistema digestivo saludable.
- La fibra actúa como prebiótico, alimentando a las bacterias beneficiosas del intestino, lo que mejora la salud digestiva y puede tener efectos

positivos en el metabolismo y la regulación del peso.

Fuentes alimenticias ricas en fibra;

Frutas; Las frutas son una excelente fuente de fibra tanto soluble como insoluble. Ejemplos incluyen manzanas, peras, bayas, plátanos y cítricos. Las frutas con piel comestible, como las manzanas y las peras, contienen más fibra cuando se comen sin pelar.

Verduras; Las verduras son ricas en fibra y nutrientes. Algunas de las mejores opciones incluyen zanahorias, brócoli, coles de Bruselas, espinacas, acelgas y batatas.

Legumbres; Frijoles, lentejas, garbanzos y guisantes son fuentes excepcionales de fibra. No solo aportan fibra, sino también proteínas vegetales, lo que los convierte en un componente importante de una dieta equilibrada.

Granos enteros; Alimentos como la avena, la cebada, el arroz integral, la quinoa y el trigo integral son ricos en fibra. Optar por productos integrales en lugar de refinados aumenta la ingesta de fibra.

Nueces y semillas; Almendras, nueces, chía, lino y semillas de calabaza son ricas en fibra y grasas saludables. Incorporarlas en la dieta diaria puede ser una forma fácil de aumentar la ingesta de fibra.

Productos integrales; Panes, pastas y cereales integrales contienen más fibra que sus versiones refinadas. Leer las etiquetas y elegir productos que indiquen "100% integral" es una buena práctica.

Incorporar una variedad de estos alimentos ricos en fibra en tu dieta diaria no solo te ayudará a alcanzar y mantener un peso saludable, sino que también mejorará tu salud digestiva y general.

La fibra es un aliado poderoso en la búsqueda de una vida más saludable y equilibrada. ¡Así que, a disfrutar de estos alimentos llenos de fibra y a sentir la diferencia en tu bienestar!

La Importancia de las Frutas y Verduras

Las frutas y verduras son fundamentales para una dieta equilibrada y saludable. Son ricas en vitaminas, minerales, fibra y antioxidantes, y su consumo regular se asocia con una mejor salud y un menor riesgo de enfermedades crónicas.

Beneficios nutricionales de las frutas y verduras;

Vitaminas y minerales; Las frutas y verduras son fuentes excepcionales de vitaminas y minerales esenciales. Por ejemplo, los cítricos son ricos en vitamina C, las zanahorias en vitamina A, y los plátanos en potasio.

Estos nutrientes son cruciales para el funcionamiento adecuado del cuerpo, incluyendo la salud de la piel, el sistema inmunológico, y la función nerviosa.

Fibra dietética; Tanto las frutas como las verduras contienen fibra soluble e insoluble, que ayuda a regular el sistema digestivo, prevenir el estreñimiento y mantener niveles saludables de colesterol y azúcar en sangre.

Antioxidantes; Estos compuestos ayudan a combatir el daño celular causado por los radicales libres. Las frutas y verduras, como las bayas, las espinacas y los tomates, son ricas en antioxidantes que pueden reducir el riesgo de enfermedades crónicas como el cáncer y las enfermedades cardíacas.

Bajo contenido calórico; En general, las frutas y verduras tienen un bajo contenido calórico y son densas en nutrientes, lo que significa que puedes comerlas en grandes cantidades sin consumir demasiadas calorías.

Esto las convierte en aliadas perfectas para la pérdida y el mantenimiento del peso.

Hidratación; Muchas frutas y verduras tienen un alto contenido de agua, lo que contribuye a la hidratación del cuerpo. Pepinos, sandías y naranjas, por ejemplo, son especialmente hidratantes.

Estrategias para aumentar el consumo diario;

Añadir frutas y verduras a tus platos principales puede ser fácil. Puedes empezar el día con un batido de frutas o añadir espinacas a tus huevos revueltos. Durante el almuerzo y la cena, asegura que la mitad de tu plato esté compuesto de vegetales.

Colocar un frutero en la mesa o tener verduras cortadas y listas para comer en el refrigerador puede hacer que sea más probable que las consumas como refrigerios saludables.

Probar nuevas recetas que destaquen las frutas y verduras puede hacer que su consumo sea más emocionante y placentero. Busca recetas que te permitan experimentar con ingredientes que no usas habitualmente.

Puedes enriquecer tus recetas habituales añadiendo más vegetales. Por ejemplo, añade espinacas a las pastas, calabacín a los guisos, o pimientos a las ensaladas.

Estas opciones pueden ser igual de nutritivas que las frescas y son muy prácticas para tener siempre a mano. Solo asegúrate de elegir opciones sin azúcares añadidos o sal excesiva.

Recetas simples para incorporar más frutas y verduras;

Receta 1 - Batido verde;

Ingredientes; Un puñado de espinacas, una manzana, un plátano, un vaso de agua o leche de almendras, y una cucharadita de semillas de chía.

Preparación; Mezcla todos los ingredientes en una licuadora hasta obtener una consistencia suave. Es una forma rápida y deliciosa de empezar el día con una buena dosis de verduras y frutas.

Receta 2 - Ensalada de colores;

Ingredientes; Lechuga, espinacas, zanahorias ralladas, tomates cherry, pimientos rojos y amarillos en rodajas, aguacate y una vinagreta de aceite de oliva y limón.

Preparación; Mezcla todos los ingredientes en un bol grande y adereza con la vinagreta. Esta ensalada es vibrante, nutritiva y perfecta para acompañar cualquier comida.

Receta 3 - Verduras asadas;

Ingredientes; Brócoli, coliflor, zanahorias, calabacín, pimientos, aceite de oliva, sal y pimienta.

Preparación; Precalienta el horno a 200°C. Corta las verduras en trozos medianos, colócalas en una bandeja para hornear, rocíalas con aceite de oliva, sal y pimienta. Asa durante 25-30 minutos o hasta que estén tiernas y doradas. Son un excelente acompañamiento o una base para un plato principal.

Receta 4 - Fruta con yogur;

Ingredientes; Yogur natural, fresas, arándanos, plátano y un chorrito de miel.

Preparación; Coloca el yogur en un bol y añade las frutas cortadas. Rocía con un poco de miel si deseas un toque de dulzura. Es un desayuno o postre nutritivo y delicioso.

Receta 5 - Tacos de lechuga;

Ingredientes; Hojas grandes de lechuga, pollo a la parrilla desmenuzado, tomates en cubos, cebolla, cilantro, aguacate y una salsa ligera de yogur.

Preparación; Utiliza las hojas de lechuga como envolturas y rellénalas con los ingredientes. Esta receta es ligera, fresca y perfecta para un almuerzo rápido.

Incorporar más frutas y verduras en tu dieta no tiene que ser complicado. Con un poco de planificación y creatividad, puedes disfrutar de los múltiples beneficios nutricionales que ofrecen estos alimentos esenciales.

Añadir más colores y sabores a tus comidas no solo mejora tu salud, sino que también enriquece tu experiencia culinaria.

Planificación de Menús Semanales Saludables

La **planificación de menús semanales** es una estrategia efectiva para mantener una dieta equilibrada y variada, facilitando la adopción de hábitos alimenticios saludables.

Al planificar tus comidas con antelación, puedes asegurar que estés obteniendo una variedad de nutrientes esenciales y evitando la tentación de recurrir a opciones menos saludables.

Aquí te mostramos cómo crear un menú equilibrado, ejemplos prácticos y consejos útiles para la compra de alimentos saludables.

Cómo crear un menú equilibrado y variado;

Incluir todos los grupos alimenticios; Asegúrate de que cada comida incluya una variedad de alimentos de los cinco grupos principales; frutas, verduras, proteínas, granos enteros y lácteos o alternativas. Esto garantiza que obtengas una amplia gama de nutrientes esenciales.

Equilibrar macronutrientes; En cada comida, trata de equilibrar carbohidratos, proteínas y grasas saludables. Por ejemplo, puedes combinar una porción de granos enteros (como quinoa), una fuente de proteína magra (como pechuga de pollo) y una porción de grasas saludables (como aguacate).

Incorporar vegetales y frutas en cada comida; Incluye al menos una porción de vegetales y una porción de frutas en cada comida. Los vegetales pueden ser cocidos, asados o en ensaladas, mientras que las frutas pueden servir como refrigerios o postres.

Planificar comidas y refrigerios; Asegúrate de que tu menú incluya opciones saludables para los refrigerios entre comidas. Opta por frutas, yogur, nueces o palitos de verduras con hummus para mantenerte satisfecho y nutrido a lo largo del día.

Variedad en proteínas y granos; Alterna entre

diferentes fuentes de proteínas (pollo, pescado, tofu, legumbres) y granos (arroz integral, cebada, avena) para mantener tu dieta interesante y nutritiva.

Preparación por adelantado; Planifica preparar algunos alimentos con antelación, como sopas, guisos o ensaladas, que puedas almacenar y usar durante la semana. Esto te ahorrará tiempo y te ayudará a evitar decisiones alimenticias impulsivas.

Ejemplos de menús semanales;

Lunes;

Desayuno; Yogur griego con frutas frescas y una cucharada de granola.

Almuerzo; Ensalada de espinacas con pollo a la parrilla, tomates cherry, aguacate y una vinagreta ligera.

Cena; Salmón al horno con brócoli al vapor y quinua.

Martes;

Desayuno; Batido de espinacas, plátano, manzana y leche de almendras.

Almuerzo; Wrap de pavo con hummus, espinacas y pimientos en una tortilla integral.

Cena; Tacos de pescado con col rallada, salsa de

aguacate y frijoles negros.

Miércoles;

Desayuno; Avena cocida con arándanos, nueces y un toque de miel.

Almuerzo; Sopa de lentejas con zanahorias y apio.

Cena; Pechuga de pollo a la parrilla con espárragos asados y puré de patata.

Jueves;

Desayuno; Tostada integral con aguacate, tomate y un huevo pochado.

Almuerzo; Ensalada de garbanzos con pepino, tomate, cebolla roja y un aderezo de yogur.

Cena; Stir-fry de ternera con pimientos, brócoli y arroz integral.

Viernes;

Desayuno; Smoothie de mango, espinacas y yogur.

Almuerzo; Quiche de verduras con una base de harina integral.

Cena; Pizza de coliflor con salsa de tomate, champiñones y queso bajo en grasa.

Sábado;

Desayuno; Panqueques integrales con frutas frescas.

Almuerzo; Ensalada de atún con lechuga, alcaparras y aceitunas.

Cena; Pasta de trigo integral con salsa de tomate casera y una ensalada de hojas verdes.

Domingo;

Desayuno; Porridge de avena con manzana y canela.

Almuerzo; Pechuga de pollo asada con zanahorias y guisantes.

Cena; Sopa de tomate con una rebanada de pan integral.

Consejos para hacer la compra de alimentos saludables;

- Antes de ir al supermercado, planifica tus comidas y haz una lista de los ingredientes que necesitas. Esto te ayudará a evitar compras impulsivas y a mantenerte enfocado en opciones saludables.

- Opta por frutas y verduras frescas que estén en temporada, ya que suelen ser más nutritivas y económicas. Los mercados locales y las tiendas de productos frescos son excelentes opciones.

- Asegúrate de leer las etiquetas de los productos para conocer su contenido en grasas, azúcares y sodio. Elige productos con menos ingredientes procesados y sin aditivos innecesarios.

- Adquirir granos, nueces y legumbres a granel puede ser más económico y reducir el desperdicio de envases. Asegúrate de almacenar estos productos correctamente para mantener su frescura.

- Opta por fuentes de proteínas magras como el pollo sin piel, el pescado, los huevos y las legumbres. Estas opciones son bajas en grasas saturadas y aportan proteínas de alta calidad.

- Compra refrigerios saludables como frutas frescas, nueces, yogur y palitos de verduras. Tener opciones saludables a la mano te ayudará a evitar tentaciones poco saludables.

- Al hacer la compra, considera las comidas que planeas preparar durante la semana y asegúrate de tener todos los ingredientes necesarios. Esto reduce el riesgo de tener que recurrir a opciones menos saludables por falta de ingredientes.

Alimentación Consciente y Mindful Eating

La **alimentación consciente**, también conocida

como "mindful eating", es una práctica que implica prestar plena atención al acto de comer. Se basa en la idea de estar completamente presente durante las comidas, experimentando cada bocado con todos los sentidos, y cultivando una relación más saludable con la comida.

Este enfoque no solo enriquece la experiencia gastronómica, sino que también puede ser una herramienta poderosa para mejorar la salud y apoyar la pérdida de peso.

Concepto de alimentación consciente; La alimentación consciente es un enfoque de la alimentación que promueve la atención plena y la conciencia durante las comidas. Se trata de comer de manera deliberada y atenta, en lugar de hacerlo de forma automática o distraída.

La esencia de la alimentación consciente es saborear cada bocado, reconocer las señales de hambre y saciedad del cuerpo, y apreciar los sabores, texturas y olores de los alimentos.

En lugar de comer mientras se está distraído con el teléfono, la televisión o el trabajo, la alimentación consciente implica enfocarse en la comida misma.

Esto ayuda a conectar mejor con las necesidades reales del cuerpo y fomenta una relación más positiva con la comida.

Beneficios del mindful eating para la pérdida de peso;

Reducción de las porciones; Al prestar atención a las señales de hambre y saciedad, es más probable que te detengas cuando estés realmente satisfecho, en lugar de comer en exceso.

Esto puede llevar a una reducción natural en el tamaño de las porciones y, en consecuencia, a una disminución en la ingesta calórica total.

Mejora en la digestión; Comer de manera consciente permite masticar los alimentos más lentamente y de manera más completa.

Esto facilita el proceso digestivo, ya que la digestión comienza en la boca con la masticación y la producción de saliva, lo que puede mejorar la absorción de nutrientes y la salud digestiva en general.

Menor impulso hacia alimentos no saludables; Al estar más consciente de las sensaciones físicas y emocionales asociadas con la alimentación, es menos probable que recurras a la comida como una solución para el estrés o el aburrimiento.

Esto puede ayudar a reducir los antojos y evitar el consumo impulsivo de alimentos poco saludables.

Mayor disfrute de la comida; Cuando te concentras en el sabor, la textura y el aroma de los alimentos, es posible que experimentes una mayor satisfacción con porciones más pequeñas. Esto puede hacer que disfrutes más de cada bocado y te sientas más satisfecho con menos comida.

Desarrollo de una relación positiva con la comida; La alimentación consciente fomenta una actitud de aprecio y respeto hacia los alimentos, en lugar de culpabilidad o ansiedad. Esto puede ayudar a construir una relación más equilibrada y saludable con la comida.

Técnicas y ejercicios para practicar la alimentación consciente;

- Dedica tiempo exclusivamente a tus comidas. Apaga la televisión, guarda el teléfono y elimina cualquier otra distracción. Enfócate en el acto de comer, prestando atención a cada bocado.
- Tómate el tiempo para masticar bien cada bocado. Esto no solo facilita la digestión, sino que también te permite apreciar mejor los sabores y texturas de los alimentos. Intenta masticar cada bocado al menos 20 veces antes de tragar.
- Antes de empezar a comer, pregunta a tu cuerpo si realmente tiene hambre. Durante la

comida, presta atención a cómo te sientes a medida que comes. Detente cuando te sientas satisfecho, no necesariamente lleno.

- Observa el color, la textura y el aroma de los alimentos antes de comer. Toma un momento para experimentar la comida con todos tus sentidos, notando las sensaciones que te ofrece.

- Antes de comer, tómate un momento para expresar gratitud por la comida que tienes frente a ti. Reconoce el esfuerzo que ha ido en la producción y preparación de los alimentos, lo que puede ayudarte a valorar más cada comida.

- Interrumpe tu comida de vez en cuando para evaluar cómo te sientes. Pregúntate si todavía tienes hambre o si te sientes satisfecho. Estas pausas te permiten escuchar mejor las señales de tu cuerpo.

- Intenta describir mentalmente el sabor y la textura de los alimentos mientras comes. Esto puede ayudarte a saborear más los alimentos y a disfrutar de la comida de una manera más profunda.

- Dedica tiempo a comer tus comidas principales con atención plena. Para los refrigerios, aunque pueden ser más rápidos, intenta aplicar al menos algunos de los principios de la alimentación consciente.

Capítulo 2; Desayunos Nutritivos y Ligeros

El desayuno es, sin lugar a dudas, una de las **comidas más cruciales del día**. Después de un largo período de ayuno durante la noche, nuestro cuerpo necesita nutrientes esenciales para reponer sus reservas de energía y activar el metabolismo.

Un desayuno nutritivo y ligero no solo ayuda a iniciar el día con vitalidad, sino que también juega un papel fundamental en el mantenimiento de un peso saludable y en la mejora del rendimiento físico y mental.

Muchas personas tienden a saltarse el desayuno debido a la falta de tiempo o a la creencia errónea de que omitir una comida puede ayudar a reducir calorías.

Sin embargo, numerosos estudios han demostrado que quienes desayunan regularmente tienden a tener mejores hábitos alimenticios, niveles de energía más constantes y una mayor capacidad de concentración a lo largo del día.

Además, el desayuno puede ser una excelente oportunidad para incorporar alimentos ricos en nutrientes, como frutas, granos enteros, proteínas magras y grasas saludables, que no solo sacian el apetito, sino que también proporcionan los componentes básicos necesarios para el correcto funcionamiento del cuerpo.

Adoptar el hábito de desayunar no solo es una inversión en tu salud física, sino también en tu bienestar emocional y mental. Un buen desayuno puede marcar la pauta para una jornada productiva y positiva, ayudándote a tomar decisiones alimenticias más saludables y a mantenerte enfocado en tus metas.

Receta 6 - Avena con Frutas y Nueces

Ingredientes;

- 1 taza de avena (150 g)
- 2 tazas de agua o leche baja en grasa (480 ml)
- 1 manzana, picada (100 g)
- 1 cucharada de nueces picadas (7 g)
- Canela al gusto

Preparación;

1. Cocina la avena en agua o leche según las instrucciones del paquete.
2. Añade la manzana picada y la canela.

3. Remueve y cocina hasta que la manzana esté blanda.
4. Sirve con nueces picadas por encima.

Calorías por porción; 350 calorías

Receta 7 - Smoothie Verde

Ingredientes;

- 1 taza de espinacas frescas (30 g)
- 1 plátano (118 g)
- 1/2 taza de yogur griego (125 g)
- 1/2 taza de agua o leche de almendras (120 ml)
- 1 cucharada de semillas de chía (12 g)

Preparación;

1. Coloca todos los ingredientes en una licuadora.
2. Mezcla hasta obtener una consistencia suave.
3. Sirve inmediatamente.

Calorías por porción; 250 calorías

Receta 8 - Tostadas de Aguacate y Huevo

Ingredientes;

- 1 rebanada de pan integral (28 g)
- 1/2 aguacate maduro (100 g)
- 1 huevo (50 g)
- Sal y pimienta al gusto

Preparación;

1. Tuesta la rebanada de pan.
2. Aplasta el aguacate sobre el pan tostado.
3. Cocina el huevo al gusto (frito, revuelto o hervido).
4. Coloca el huevo sobre el aguacate y sazona con sal y pimienta.

Calorías por porción; 300 calorías

Receta 9 - Yogur con Frutas y Semillas

Ingredientes;

- 1 taza de yogur griego bajo en grasa (245 g)
- 1/2 taza de frutas frescas (fresas, arándanos, kiwi) (75 g)
- 1 cucharada de semillas de lino o chía (12 g)
- Miel al gusto (opcional)

Preparación;

1. Coloca el yogur en un bol.
2. Añade las frutas frescas y las semillas por encima.
3. Si lo deseas, añade un poco de miel para endulzar.

Calorías por porción; 200 calorías

Receta 10 - Panqueques de Plátano y Avena

Ingredientes;

- 1 plátano maduro (118 g)
- 2 huevos (100 g)
- 1/2 taza de avena molida (40 g)
- 1 cucharadita de polvo de hornear (4 g)
- 1 pizca de sal

Preparación;

1. Machaca el plátano en un bol grande.
2. Añade los huevos y mezcla bien.
3. Incorpora la avena molida, el polvo de hornear y la sal, mezclando hasta obtener una masa homogénea.
4. Cocina los panqueques en una sartén antiadherente a fuego medio, aproximadamente 2-3 minutos por cada lado.

Calorías por porción (3 panqueques); 300 calorías

Receta 11 - Muffins de Zanahoria y Avena

Ingredientes;

- 1 taza de avena (150 g)
- 1 taza de zanahoria rallada (110 g)
- 2 huevos (100 g)
- 1/2 taza de yogur griego (125 g)
- 1/4 taza de miel (60 ml)

- 1 cucharadita de canela (2.6 g)
- 1 cucharadita de polvo de hornear (4 g)

Preparación;

1. Precalienta el horno a 180°C (350°F).
2. En un bol grande, mezcla la avena, la zanahoria rallada, los huevos, el yogur, la miel, la canela y el polvo de hornear.
3. Vierte la mezcla en moldes para muffins.
4. Hornea durante 20-25 minutos o hasta que los muffins estén dorados y cocidos por dentro.

Calorías por porción (1 muffin); 150 calorías

Receta 12 - Batido de Bayas y Proteínas

Ingredientes;

- 1 taza de fresas (150 g)
- 1/2 taza dc arándanos (75 g)
- 1 taza de leche de almendras (240 ml)
- 1 scoop de proteína en polvo (30 g)
- 1 cucharada de semillas de lino (12 g)

Preparación;

1. Coloca todos los ingredientes en una licuadora.
2. Mezcla hasta obtener una consistencia suave.
3. Sirve inmediatamente.

Calorías por porción; 300 calorías

Receta 13 - Tazas de Huevo al Horno

Ingredientes;

- 4 huevos (200 g)
- 1/2 taza de espinacas picadas (30 g)
- 1/4 taza de pimientos rojos picados (30 g)
- 1/4 taza de cebolla picada (30 g)
- Sal y pimienta al gusto

Preparación;

1. Precalienta el horno a 180°C (350°F).
2. En un bol, bate los huevos y añade las espinacas, pimientos y cebolla.
3. Sazona con sal y pimienta.
4. Vierte la mezcla en moldes para muffins.
5. Hornea durante 15-20 minutos o hasta que los huevos estén cocidos.

Calorías por porción (2 tazas); 150 calorías

Receta 14 - Ensalada de Frutas

Ingredientes;

- 1 taza de sandía en cubos (150 g)
- 1 taza de melón en cubos (150 g)
- 1 taza de piña en cubos (150 g)
- 1 taza de fresas en rodajas (150 g)
- 1 cucharada de jugo de limón (15 ml)

Preparación;

1. Mezcla todas las frutas en un bol grande.
2. Añade el jugo de limón y remueve suavemente.
3. Sirve inmediatamente.

Calorías por porción (1 taza); 100 calorías

Receta 15 - Omelette de Claras de Huevo y Vegetales

Ingredientes;

- 4 claras de huevo (120 g)
- 1/2 taza de champiñones en rodajas (50 g)
- 1/2 taza de espinacas frescas (15 g)
- 1/4 taza de tomates cherry en mitades (40 g)
- Sal y pimienta al gusto

Preparación;

1. Bate las claras de huevo en un bol.
2. En una sartén antiadherente a fuego medio, cocina los champiñones hasta que estén tiernos.
3. Añade las espinacas y los tomates cherry, y cocina por 1-2 minutos más.
4. Vierte las claras de huevo batidas sobre los vegetales y cocina hasta que el omelette esté firme.
5. Sazona con sal y pimienta antes de servir.

Calorías por porción; 150 calorías

Estas recetas no solo son bajas en calorías, sino que también están llenas de nutrientes esenciales que te ayudarán a empezar el día con energía y vitalidad.

Capítulo 3; Almuerzos Nutritivos que Ayudan a Perder Peso

El almuerzo es una de las **comidas más importantes del día** y juega un papel crucial en nuestra nutrición diaria y en el mantenimiento de un peso saludable. No solo proporciona una pausa necesaria durante la jornada, sino que también tiene un impacto significativo en nuestra energía, rendimiento y bienestar general.

El almuerzo actúa como un punto de recarga esencial en medio del día. Después de las primeras horas de la mañana, es crucial restaurar nuestras reservas de energía y nutrientes para mantenernos activos y concentrados hasta la cena.

Este momento de la comida nos brinda la oportunidad de incluir una variedad de alimentos que completen nuestro perfil nutricional.

Un almuerzo bien balanceado no solo aporta las calorías necesarias, sino que también ofrece una combinación adecuada de macronutrientes— carbohidratos, proteínas y grasas—que son vitales para el funcionamiento óptimo del cuerpo.

Beneficios de un Almuerzo Equilibrado y Nutritivo;

Control del Apetito; Incorporar una variedad de alimentos ricos en nutrientes y equilibrados en macronutrientes ayuda a mantenerte satisfecho durante más tiempo. Esto puede prevenir los antojos y la tentación de recurrir a meriendas poco saludables en la tarde.

Estabilidad de los Niveles de Energía; Un almuerzo adecuado ayuda a mantener niveles estables de azúcar en la sangre, evitando las caídas de energía que a menudo se experimentan en la tarde. Esto es clave para mantener un buen nivel de productividad y concentración en el trabajo o en otras actividades.

Apoyo a la Pérdida de Peso; Optar por opciones bajas en calorías, pero ricas en nutrientes puede contribuir a un déficit calórico saludable, facilitando así la pérdida de peso. Al incluir proteínas magras, fibra y grasas saludables, se puede promover una mayor saciedad y reducir la ingesta calórica total.

Mejora del Rendimiento Diario; Un almuerzo bien equilibrado proporciona los nutrientes necesarios para mantener el cerebro y el cuerpo funcionando eficientemente. Esto se traduce en mejor rendimiento en tareas mentales y físicas, y en una mayor capacidad para afrontar el resto del día.

Impacto del Almuerzo en la Energía y el Rendimiento Diario;

Al incluir carbohidratos complejos, proteínas y grasas saludables, tu cuerpo recibe una liberación sostenida de energía, evitando las fluctuaciones bruscas en los niveles de glucosa en sangre que pueden causar fatiga y falta de concentración.

Nutrientes como los ácidos grasos omega-3, vitaminas del grupo B y antioxidantes, presentes en alimentos como pescados grasos, vegetales y frutos secos, contribuyen a la salud cerebral y mejoran la memoria y el enfoque.

Proteínas magras y carbohidratos complejos ayudan a reparar y construir tejidos musculares, además de proporcionar energía para actividades físicas. Esto es especialmente importante si realizas ejercicio o tienes una rutina activa durante el día.

Almuerzos Tradicionales

Los almuerzos tradicionales suelen ser comidas completas que se preparan con tiempo y cuidado. Estos almuerzos equilibran una variedad de grupos de alimentos, proporcionando una mezcla de carbohidratos, proteínas y grasas saludables.

Receta 16 - Arroz con Pollo y Verduras

Ingredientes;

- 1 taza de arroz integral (185 g)
- 250 g de pechuga de pollo, cortada en cubos
- 1 taza de zanahorias en cubos (122 g)
- 1 taza de guisantes verdes (160 g)
- 1 pimiento rojo, picado (100 g)
- 1 cebolla, picada (70 g)
- 2 dientes de ajo, picados (6 g)
- 1 cucharada de aceite de oliva (15 ml)
- 2 tazas de caldo de pollo bajo en sodio (480 ml)
- 1 cucharadita de comino (2 g)
- 1 cucharadita de paprika (2 g)
- Sal y pimienta al gusto

Preparación;

1. En una olla grande, calienta el aceite de oliva y sofríe la cebolla y el ajo hasta que estén dorados.
2. Añade el pollo y cocina hasta que esté dorado por todos lados.
3. Incorpora las zanahorias, los guisantes y el pimiento rojo. Cocina durante 5 minutos.
4. Agrega el arroz integral, el comino y la paprika. Mezcla bien.
5. Vierte el caldo de pollo y lleva a ebullición.

6. Reduce el fuego, tapa y cocina a fuego lento durante 40 minutos o hasta que el arroz esté tierno y el caldo se haya absorbido.
7. Ajusta la sazón con sal y pimienta al gusto.

Calorías por porción; 450 calorías

Receta 17 - Lentejas Estofadas con Chorizo

Ingredientes;

- 1 taza de lentejas secas (192 g)
- 100 g de chorizo, en rodajas
- 1 zanahoria, picada (60 g)
- 1 cebolla, picada (70 g)
- 2 dientes de ajo, picados (6 g)
- 1 pimiento verde, picado (100 g)
- 1 tomate grande, picado (200 g)
- 1 cucharada de aceite de oliva (15 ml)
- 4 tazas de caldo de verduras (960 ml)
- 1 cucharadita de pimentón (2 g)
- Sal y pimienta al gusto

Preparación;

1. En una olla grande, calienta el aceite de oliva y sofríe la cebolla, el ajo y el pimiento verde hasta que estén tiernos.
2. Añade el chorizo y cocina hasta que esté dorado.
3. Incorpora la zanahoria, el tomate y las lentejas. Cocina durante 5 minutos.

4. Vierte el caldo de verduras y lleva a ebullición.
5. Reduce el fuego y cocina a fuego lento durante 30-40 minutos o hasta que las lentejas estén tiernas.
6. Agrega el pimentón y ajusta la sazón con sal y pimienta al gusto.

Calorías por porción; 400 calorías

Receta 18 - Estofado de Carne con Papas

Ingredientes;

- 500 g de carne de res para estofar, en cubos
- 3 papas medianas, peladas y en cubos (450 g)
- 1 taza de zanahorias en rodajas (122 g)
- 1 cebolla, picada (70 g)
- 2 dientes de ajo, picados (6 g)
- 2 tazas de caldo de carne (480 ml)
- 1 cucharada de aceite de oliva (15 ml)
- 1 cucharadita de tomillo seco (1 g)
- 1 cucharadita de romero seco (1 g)
- Sal y pimienta al gusto

Preparación;

1. En una olla grande, calienta el aceite de oliva y dora los cubos de carne por todos lados.
2. Añade la cebolla y el ajo, y cocina hasta que estén dorados.
3. Incorpora las papas y las zanahorias. Cocina durante 5 minutos.

4. Vierte el caldo de carne y agrega el tomillo y el romero.
5. Lleva a ebullición, luego reduce el fuego y cocina a fuego lento durante 1-1.5 horas o hasta que la carne esté tierna y las papas cocidas.
6. Ajusta la sazón con sal y pimienta al gusto.

Calorías por porción; 500 calorías

Receta 19 - Paella de Mariscos

Ingredientes;

- 1 taza de arroz para paella (185 g)
- 200 g de mejillones, limpios
- 150 g de camarones, pelados y desvenados
- 1 taza de calamares en rodajas (150 g)
- 1 pimiento rojo, picado (100 g)
- 1 cebolla, picada (70 g)
- 2 dientes de ajo, picados (6 g)
- 1 tomate grande, picado (200 g)
- 2 tazas de caldo de pescado (480 ml)
- 1 cucharadita de azafrán (0.5 g)
- 1 cucharada de aceite de oliva (15 ml)
- Sal y pimienta al gusto

Preparación;

1. En una sartén grande, calienta el aceite de oliva y sofríe la cebolla, el ajo y el pimiento rojo hasta que estén tiernos.

2. Añade el tomate y cocina por 5 minutos.
3. Incorpora el arroz y mezcla bien.
4. Vierte el caldo de pescado y el azafrán. Lleva a ebullición.
5. Reduce el fuego y cocina a fuego lento durante 15 minutos.
6. Añade los mejillones, camarones y calamares. Cocina durante 10 minutos o hasta que los mariscos estén cocidos y el arroz esté tierno.
7. Ajusta la sazón con sal y pimienta al gusto.

Calorías por porción; 450 calorías

Receta 20 - Canelones Rellenos de Espinacas y Ricotta

Ingredientes;

- 12 canelones
- 1 taza de ricotta (250 g)
- 2 tazas de espinacas frescas, picadas (60 g)
- 1 huevo
- 1/2 taza de queso parmesano rallado (50 g)
- 2 tazas de salsa de tomate (480 ml)
- 1 cucharada de aceite de oliva (15 ml)
- Sal y pimienta al gusto

Preparación;

1. Precaliente el horno a 180°C (350°F).

2. Cocina los canelones según las instrucciones del paquete y escurre.
3. En un bol, mezcle la ricotta, las espinacas, el huevo y el queso parmesano. Sazone con sal y pimienta.
4. Rellene los canelones con la mezcla de espinacas y ricotta.
5. En una fuente para horno, extienda una capa de salsa de tomate en el fondo.
6. Coloque los canelones rellenos en la fuente y cubra con el resto de la salsa de tomate.
7. Hornee durante 25-30 minutos o hasta que estén bien calientes y burbujeantes.

Calorías por porción; 400 calorías

Almuerzos Rápidos y Fáciles

Para quienes tienen un horario apretado, los almuerzos rápidos y fáciles son la solución perfecta. Estos almuerzos están diseñados para ser preparables en poco tiempo, pero sin sacrificar la nutrición.

Receta 21 - Ensalada de Atún con Garbanzos

Ingredientes;

- 1 lata de atún en agua, escurrido (150 g)
- 1 taza de garbanzos cocidos (180 g)
- 1/2 pepino, en rodajas (50 g)

- 1/2 pimiento rojo, en cubos (50 g)
- 1/4 cebolla roja, picada (30 g)
- 2 cucharadas de aceite de oliva (30 ml)
- Jugo de 1 limón
- Sal y pimienta al gusto
- Unas hojas de perejil fresco (opcional)

Preparación;

1. En un bol grande, mezcla el atún, los garbanzos, el pepino, el pimiento rojo y la cebolla roja.
2. En un pequeño bol, mezcla el aceite de oliva, el jugo de limón, la sal y la pimienta.
3. Vierte la vinagreta sobre la ensalada y mezcla bien.
4. Adorna con perejil fresco si lo deseas.

Calorías por porción; 350 calorías

Receta 22 - Wrap de Pollo y Vegetales

Ingredientes;

- 1 tortilla integral (60 g)
- 100 g de pechuga de pollo cocida, en tiras
- 1/2 aguacate, en rodajas (100 g)
- 1/2 taza de espinacas frescas (15 g)
- 1/4 taza de zanahoria rallada (30 g)
- 2 cucharadas de hummus (30 g)
- Sal y pimienta al gusto

Preparación;

1. Unta la tortilla con el hummus.
2. Coloca las tiras de pollo, el aguacate, las espinacas y la zanahoria rallada sobre la tortilla.
3. Enrolla la tortilla firmemente y córtala por la mitad.

Calorías por porción; 400 calorías

Receta 23 - Tazón de Quinoa con Vegetales

Ingredientes;

- 1 taza de quinoa cocida (185 g)
- 1 taza de brócoli al vapor (91 g)
- 1/2 taza de pimiento amarillo, en cubos (50 g)
- 1/2 taza de tomates cherry, partidos a la mitad (100 g)
- 1/4 taza de queso feta desmenuzado (28 g)
- 2 cucharadas de aceite de oliva (30 ml)
- 1 cucharada de vinagre balsámico (15 ml)
- Sal y pimienta al gusto

Preparación;

1. En un bol grande, mezcla la quinoa cocida con el brócoli, el pimiento amarillo, los tomates cherry y el queso feta.
2. En un pequeño bol, mezcla el aceite de oliva, el vinagre balsámico, la sal y la pimienta.

3. Vierte la vinagreta sobre la mezcla de quinoa y mezcla bien.

Calorías por porción; 400 calorías

Receta 24 - Omelette de Espinacas y Champiñones

Ingredientes;

- 3 claras de huevo
- 1 huevo entero
- 1/2 taza de espinacas frescas (15 g)
- 1/2 taza de champiñones en rodajas (72 g)
- 1 cucharada de aceite de oliva (15 ml)
- Sal y pimienta al gusto

Preparación;

1. Bate las claras y el huevo entero en un bol.
2. Calienta el aceite de oliva en una sartén a fuego medio.
3. Añade los champiñones y cocina hasta que estén tiernos.
4. Añade las espinacas y cocina hasta que se marchiten.
5. Vierte la mezcla de huevo sobre los vegetales y cocina hasta que esté bien cuajada, volteando si es necesario.

Calorías por porción; 300 calorías

Receta 25 - Sopa de Tomate y Albahaca Rápida

Ingredientes;

- 1 lata de tomates triturados (400 g)
- 1 taza de caldo de verduras (240 ml)
- 1/4 taza de cebolla picada (30 g)
- 2 dientes de ajo, picados (6 g)
- 1 cucharada de aceite de oliva (15 ml)
- 1/4 taza de albahaca fresca, picada (5 g)
- Sal y pimienta al gusto

Preparación;

1. Calienta el aceite de oliva en una olla a fuego medio y sofríe la cebolla y el ajo hasta que estén dorados.
2. Añade los tomates triturados y el caldo de verduras. Lleva a ebullición.
3. Reduce el fuego y cocina a fuego lento durante 10 minutos.
4. Usa una licuadora de mano para triturar la sopa hasta obtener una consistencia suave.
5. Añade la albahaca y cocina por 5 minutos más. Ajusta la sazón con sal y pimienta.

Calorías por porción; 200 calorías

Almuerzos para Llevar

Los almuerzos para llevar están pensados para ser transportados de manera conveniente, perfectos para llevar al trabajo, la escuela o cualquier otra actividad fuera de casa. Estos almuerzos deben ser prácticos, fáciles de empacar y aun así ofrecer una nutrición equilibrada.

Receta 26 - Ensalada de Pollo a la Parrilla con Quinoa

Ingredientes;

- 1 taza de quinoa cocida (185 g)
- 200 g de pechuga de pollo a la parrilla, en tiras
- 1 taza de espinacas frescas (30 g)
- 1/2 taza de tomates cherry, partidos a la mitad (100 g)
- 1/4 de pepino, en rodajas (50 g)
- 1/4 de cebolla roja, en rodajas finas (30 g)
- 2 cucharadas de aderezo de yogur bajo en grasa (30 g)
- Sal y pimienta al gusto

Preparación;

1. En un bol grande, mezcla la quinoa cocida con las espinacas, tomates cherry, pepino y cebolla roja.

2. Añade las tiras de pollo a la parrilla.
3. Agrega el aderezo de yogur y mezcla bien.
4. Ajusta la sazón con sal y pimienta.

Calorías por porción; 400 calorías

Notas para llevar; Guarda en un recipiente hermético y lleva el aderezo por separado para evitar que la ensalada se empape.

Receta 27 - Wrap de Hummus y Vegetales

Ingredientes;

- 1 tortilla integral (60 g)
- 1/4 taza de hummus (60 g)
- 1/2 taza de zanahorias ralladas (60 g)
- 1/2 taza de pimientos en tiras (50 g)
- 1/2 taza de espinacas frescas (15 g)
- 1/4 de aguacate, en rodajas (50 g)
- Sal y pimienta al gusto

Preparación;

1. Unta el hummus sobre la tortilla.
2. Coloca las zanahorias ralladas, los pimientos, las espinacas y el aguacate sobre el hummus.
3. Enrolla la tortilla firmemente.
4. Corta por la mitad y envuelve en papel de aluminio o en un envoltorio de plástico.

Calorías por porción; 350 calorías

Notas para llevar; Envuelve el wrap en papel de aluminio para mantenerlo fresco y fácil de transportar.

Receta 28 - Bento Box con Tofu y Verduras

Ingredientes;

- 100 g de tofu firme, en cubos
- 1 taza de brócoli al vapor (91 g)
- 1/2 taza de arroz integral cocido (100 g)
- 1/4 taza de zanahorias en rodajas (30 g)
- 2 cucharadas de salsa de soya baja en sodio (30 ml)
- 1 cucharada de aceite de sésamo (15 ml)
- Sal y pimienta al gusto

Preparación;

1. En una sartén, calienta el aceite de sésamo y saltea el tofu hasta que esté dorado.
2. Añade la salsa de soya y cocina por unos minutos más.
3. Divide el arroz integral, el brócoli, las zanahorias y el tofu en compartimentos de una caja bento.
4. Sazona con sal y pimienta al gusto.

Calorías por porción; 400 calorías

Notas para llevar; Usa una caja bento con compartimentos para mantener los alimentos separados y frescos.

Receta 29 - Ensalada de Garbanzos y Vegetales Asados

Ingredientes;

- 1 taza de garbanzos cocidos (180 g)
- 1 taza de calabacín en cubos (100 g)
- 1 taza de berenjena en cubos (100 g)
- 1/2 taza de pimientos rojos en cubos (50 g)
- 1 cucharada de aceite de oliva (15 ml)
- 2 cucharadas de vinagre balsámico (30 ml)
- Sal y pimienta al gusto

Preparación;

1. Precalienta el horno a 200°C (400°F).
2. En una bandeja para hornear, mezcla el calabacín, la berenjena y los pimientos con el aceite de oliva. Asa durante 20-25 minutos o hasta que estén tiernos.
3. En un bol grande, mezcla los garbanzos con los vegetales asados.
4. Añade el vinagre balsámico y ajusta la sazón con sal y pimienta.

Calorías por porción; 350 calorías

Notas para llevar; Guarda en un recipiente hermético. Esta ensalada se puede disfrutar fría o a temperatura ambiente.

Receta 30 - Sopa de Lentejas y Vegetales

Ingredientes;

- 1 taza de lentejas secas (192 g)
- 1 zanahoria, picada (60 g)
- 1/2 taza de apio, picado (50 g)
- 1 cebolla, picada (70 g)
- 2 dientes de ajo, picados (6 g)
- 4 tazas de caldo de verduras (960 ml)
- 1 cucharada de aceite de oliva (15 ml)
- 1 cucharadita de comino (2 g)
- Sal y pimienta al gusto

Preparación;

1. En una olla grande, calienta el aceite de oliva y sofríe la cebolla, el ajo, la zanahoria y el apio hasta que estén tiernos.
2. Añade las lentejas y el caldo de verduras. Lleva a ebullición.
3. Reduce el fuego y cocina a fuego lento durante 30-40 minutos o hasta que las lentejas estén tiernas.
4. Añade el comino y ajusta la sazón con sal y pimienta.

Calorías por porción; 300 calorías

Notas para llevar; Deja que la sopa se enfríe antes de transferirla a un recipiente hermético. Ideal para transportar en un termo para mantener la temperatura.

Ensaladas Completas y Nutritivas

Las ensaladas son una excelente opción para quienes buscan comidas ligeras pero llenas de sabor y nutrientes. Son versátiles, fáciles de preparar y pueden ser adaptadas a una variedad de necesidades dietéticas.

Receta 31 - Ensalada de Quinoa con Aguacate y Frijoles Negros

Ingredientes;

- 1 taza de quinoa cocida (185 g)
- 1 taza de frijoles negros cocidos (180 g)
- 1 aguacate, en cubos (150 g)
- 1/2 taza de maíz cocido (85 g)
- 1/2 taza de tomates cherry, partidos a la mitad (100 g)
- 1/4 de cebolla roja, picada (30 g)
- 2 cucharadas de cilantro fresco picado (5 g)
- Jugo de 1 limón
- 2 cucharadas de aceite de oliva (30 ml)
- Sal y pimienta al gusto

Preparación;

1. En un bol grande, mezcla la quinoa cocida, los frijoles negros, el aguacate, el maíz, los tomates cherry y la cebolla roja.
2. En un pequeño bol, mezcla el jugo de limón con el aceite de oliva, la sal y la pimienta.
3. Vierte el aderezo sobre la ensalada y mezcla bien.
4. Adorna con cilantro fresco antes de servir.

Calorías por porción; 450 calorías

Notas; Ideal para un almuerzo ligero o una cena rápida. Puedes preparar la ensalada con antelación y guardarla en la nevera por unos días.

Receta 32 - Ensalada Mediterránea de Pollo y Garbanzos

Ingredientes;

- 200 g de pechuga de pollo a la parrilla, en tiras
- 1 taza de garbanzos cocidos (180 g)
- 1/2 taza de aceitunas negras, en rodajas (50 g)
- 1/2 taza de pepino en cubos (50 g)
- 1/2 taza de tomates en cubos (100 g)
- 1/4 taza de cebolla roja en rodajas finas (30 g)
- 2 cucharadas de queso feta desmenuzado (28 g)
- 2 cucharadas de aceite de oliva (30 ml)

- 1 cucharada de vinagre de vino tinto (15 ml)
- Sal y pimienta al gusto

Preparación;

1. En un bol grande, combina el pollo, los garbanzos, las aceitunas, el pepino, los tomates, la cebolla roja y el queso feta.
2. En un pequeño bol, mezcla el aceite de oliva con el vinagre, la sal y la pimienta.
3. Vierte el aderezo sobre la ensalada y mezcla bien.

Calorías por porción; 400 calorías

Notas; Esta ensalada es rica en proteínas y puede servir como una comida completa. Perfecta para llevar al trabajo o a la escuela.

Receta 33 - Ensalada de Salmón con Espárragos y Almendras

Ingredientes;

- 150 g de filete de salmón a la parrilla, desmenuzado
- 1 taza de espárragos al vapor (130 g)
- 1/4 taza de almendras tostadas, picadas (30 g)
- 1/2 taza de rúcula (20 g)
- 1/4 taza de cebolla morada en rodajas finas (30 g)

- 2 cucharadas de aderezo de mostaza y miel (30 g)
- Sal y pimienta al gusto

Preparación;

1. En un bol grande, mezcla el salmón desmenuzado, los espárragos, las almendras, la rúcula y la cebolla morada.
2. Agrega el aderezo de mostaza y miel y mezcla bien.
3. Ajusta la sazón con sal y pimienta.

Calorías por porción; 350 calorías

Notas; Esta ensalada es rica en ácidos grasos omega-3 y es ideal para una comida ligera pero nutritiva. Se puede disfrutar fría o a temperatura ambiente.

Receta 34 - Ensalada de Garbanzos con Pimientos y Espinacas

Ingredientes;

- 1 taza de garbanzos cocidos (180 g)
- 1/2 taza de pimientos rojos en cubos (50 g)
- 1/2 taza de pimientos amarillos en cubos (50 g)
- 1 taza de espinacas frescas (30 g)
- 1/4 taza de cebolla morada en rodajas finas (30 g)

- 1/4 taza de queso de cabra desmenuzado (30 g)
- 2 cucharadas de aderezo de limón y tahini (30 g)
- Sal y pimienta al gusto

Preparación;

1. En un bol grande, combina los garbanzos, los pimientos, las espinacas y la cebolla morada.
2. Agrega el queso de cabra y mezcla bien.
3. Vierte el aderezo de limón y tahini sobre la ensalada y mezcla.
4. Ajusta la sazón con sal y pimienta.

Calorías por porción; 400 calorías

Notas; Ideal para un almuerzo o cena rápida. Puedes preparar los ingredientes con antelación y mezclar justo antes de comer.

Receta 35 - Ensalada de Pasta Integral con Vegetales

Ingredientes;

- 1 taza de pasta integral cocida (150 g)
- 1/2 taza de tomates cherry, partidos a la mitad (100 g)
- 1/2 taza de pepino en cubos (50 g)
- 1/4 taza de cebolla roja en rodajas finas (30 g)
- 1/4 taza de aceitunas verdes en rodajas (30 g)

- 1/4 taza de queso parmesano rallado (20 g)
- 2 cucharadas de aderezo de pesto (30 g)
- Sal y pimienta al gusto

Preparación;

1. En un bol grande, mezcla la pasta cocida con los tomates cherry, el pepino, la cebolla roja, las aceitunas y el queso parmesano.
2. Agrega el aderezo de pesto y mezcla bien.
3. Ajusta la sazón con sal y pimienta.

Calorías por porción; 450 calorías

Notas; Esta ensalada es ideal para un almuerzo sustancioso. Puedes prepararla con antelación y almacenarla en un recipiente hermético.

Sopas y Caldos Bajos en Calorías

Las sopas y caldos son opciones increíblemente versátiles y nutritivas que pueden jugar un papel clave en una dieta saludable y baja en calorías. Son ideales no solo para disfrutar en cualquier época del año, sino también para satisfacer el hambre y ofrecer una gran cantidad de nutrientes sin añadir muchas calorías.

Receta 36 - Sopa de Verduras con Calabaza

Ingredientes;

- 2 tazas de calabaza, pelada y en cubos (300 g)
- 1 zanahoria, picada (60 g)
- 1 apio, picado (50 g)
- 1 cebolla, picada (70 g)
- 2 dientes de ajo, picados (6 g)
- 4 tazas de caldo de verduras bajo en sodio (960 ml)
- 1 cucharada de aceite de oliva (15 ml)
- 1 cucharadita de comino (2 g)
- 1 cucharadita de pimentón (2 g)
- Sal y pimienta al gusto

Preparación;

1. En una olla grande, calienta el aceite de oliva a fuego medio. Añade la cebolla, el ajo, la zanahoria y el apio. Sofríe hasta que estén tiernos.
2. Agrega la calabaza, el caldo de verduras, el comino y el pimentón. Lleva a ebullición.
3. Reduce el fuego y cocina a fuego lento durante 20 minutos o hasta que la calabaza esté tierna.
4. Usa una licuadora de mano para triturar la sopa hasta obtener una textura suave.
5. Ajusta la sazón con sal y pimienta.

Calorías por porción; 150 calorías

Notas; Esta sopa es rica en fibra y vitaminas, y puede servirse caliente o tibia.

Receta 37 - Caldo de Pollo con Espinacas y Limón

Ingredientes;

- 2 tazas de pechuga de pollo en tiras (250 g)
- 4 tazas de caldo de pollo bajo en sodio (960 ml)
- 1 taza de espinacas frescas (30 g)
- 1 zanahoria, en rodajas finas (60 g)
- 1/2 taza de apio, en rodajas (50 g)
- Jugo de 1 limón
- 1 cucharada de jengibre fresco, rallado (5 g)
- Sal y pimienta al gusto

Preparación;

1. En una olla grande, lleva el caldo de pollo a ebullición.
2. Agrega las tiras de pollo, las zanahorias y el apio. Cocina hasta que el pollo esté bien cocido y los vegetales estén tiernos, aproximadamente 10 minutos.
3. Añade las espinacas y cocina por 2 minutos más.
4. Agrega el jugo de limón y el jengibre rallado. Ajusta la sazón con sal y pimienta.

Calorías por porción; 200 calorías

Notas; Este caldo es ligero y refrescante, ideal para una comida ligera o para cuando necesitas algo reconfortante.

Receta 38 - Sopa de Tomate y Albahaca

Ingredientes;

- 1 lata de tomates triturados (400 g)
- 1 taza de caldo de verduras (240 ml)
- 1 cebolla, picada (70 g)
- 2 dientes de ajo, picados (6 g)
- 1 taza de hojas de albahaca fresca (10 g)
- 1 cucharada de aceite de oliva (15 ml)
- Sal y pimienta al gusto

Preparación;

1. En una olla grande, calienta el aceite de oliva a fuego medio. Sofríe la cebolla y el ajo hasta que estén dorados.
2. Agrega los tomates triturados y el caldo de verduras. Lleva a ebullición y luego reduce el fuego.
3. Cocina a fuego lento durante 15 minutos.
4. Usa una licuadora de mano para triturar la sopa hasta obtener una textura suave.
5. Añade las hojas de albahaca y cocina por 2 minutos adicionales. Ajusta la sazón con sal y pimienta.

Calorías por porción; 120 calorías

Notas; La combinación de tomate y albahaca da un sabor fresco y delicioso a esta sopa baja en calorías.

Receta 39 - Sopa de Repollo y Apio

Ingredientes;

- 4 tazas de caldo de verduras (960 ml)
- 2 tazas de repollo en tiras (150 g)
- 1 taza de apio picado (100 g)
- 1 zanahoria, picada (60 g)
- 1 cebolla, picada (70 g)
- 2 dientes de ajo, picados (6 g)
- 1 cucharada de aceite de oliva (15 ml)
- 1 hoja de laurel
- Sal y pimienta al gusto

Preparación;

1. En una olla grande, calienta el aceite de oliva a fuego medio. Sofríe la cebolla, el ajo, la zanahoria y el apio hasta que estén tiernos.
2. Agrega el repollo, el caldo de verduras y la hoja de laurel. Lleva a ebullición.
3. Reduce el fuego y cocina a fuego lento durante 15-20 minutos, hasta que el repollo y los vegetales estén tiernos.
4. Retira la hoja de laurel y ajusta la sazón con sal y pimienta al gusto.

Calorías por porción; 120 calorías

Notas; Esta sopa es muy ligera y es ideal para una comida rápida. Puedes agregar hierbas frescas como perejil o eneldo para un extra de sabor.

Receta 40 - Sopa de Calabacín y Menta

Ingredientes;

- 3 calabacines, en rodajas (300 g)
- 1 cebolla, picada (70 g)
- 2 dientes de ajo, picados (6 g)
- 4 tazas de caldo de verduras (960 ml)
- 1/4 taza de hojas de menta fresca (5 g)
- 1 cucharada de aceite de oliva (15 ml)
- Sal y pimienta al gusto

Preparación;

1. En una olla grande, calienta el aceite de oliva a fuego medio. Sofríe la cebolla y el ajo hasta que estén dorados.
2. Agrega los calabacines y cocina por unos minutos, hasta que comiencen a ablandarse.
3. Añade el caldo de verduras y lleva a ebullición.
4. Reduce el fuego y cocina a fuego lento durante 15 minutos, hasta que los calabacines estén muy tiernos.
5. Usa una licuadora de mano para triturar la sopa hasta obtener una textura suave.
6. Añade las hojas de menta y cocina por 2 minutos adicionales. Ajusta la sazón con sal y pimienta.

Calorías por porción; 100 calorías

Notas; La menta agrega un sabor refrescante a esta sopa. Es perfecta para una comida ligera y puede servirse fría o caliente.

Capítulo 4; Almuerzos Balanceados

En el camino hacia una alimentación saludable, el almuerzo juega un papel crucial, siendo la oportunidad perfecta para combinar nutrición y sabor de manera equilibrada. Este capítulo está diseñado para explorar una variedad de almuerzos que no solo satisfacen el hambre, sino que también apoyan objetivos nutricionales específicos.

Abordaremos una gama de opciones que incluyen platos principales a base de proteínas magras, almuerzos con carbohidratos complejos, alternativas vegetarianas y veganas, y adaptaciones de platos internacionales que se ajustan a una dieta baja en calorías.

Las **proteínas magras** son fundamentales para la reparación y el crecimiento muscular, además de proporcionar una sensación de saciedad prolongada. En este capítulo, descubrirás cómo incorporar estas proteínas en tus almuerzos de manera deliciosa y efectiva. Desde pechuga de pollo a la parrilla hasta filetes de pescado, exploraremos cómo preparar platos que sean nutritivos y satisfactorios.

Los **carbohidratos complejos**, por su parte, son esenciales para mantener niveles de energía estables a lo largo del día. Nos enfocaremos en cómo elegir y preparar estos carbohidratos de forma que complementen tus comidas sin comprometer tus objetivos de salud.

Aprenderás a crear almuerzos que incluyan granos enteros, legumbres y vegetales, garantizando una ingesta equilibrada de fibra y nutrientes.

Para aquellos que siguen una **dieta vegetariana o vegana**, este capítulo ofrece una variedad de opciones que destacan la creatividad y la diversidad en la cocina a base de plantas. Desde ensaladas contundentes hasta platos principales ricos en proteínas vegetales, exploraremos cómo puedes disfrutar de comidas sabrosas y nutritivas sin ingredientes de origen animal.

Finalmente, adaptaremos **recetas internacionales** para ajustarlas a una dieta baja en calorías, permitiéndote disfrutar de sabores globales sin sacrificar la salud. Con recetas inspiradas en la cocina mediterránea, asiática y latinoamericana, descubrirás cómo puedes disfrutar de platos de todo el mundo mientras mantienes un enfoque en la reducción de calorías.

Cada receta ha sido cuidadosamente diseñada para ofrecer un equilibrio de macronutrientes y sabores, asegurando que cada almuerzo sea no solo saludable, sino también placentero.

Prepárate para explorar una gama de opciones deliciosas que se adaptan a diferentes necesidades y preferencias dietéticas, mientras te embarcas en un viaje culinario hacia un estilo de vida más saludable.

Platos Principales a Base de Proteínas Magras

Incorporar proteínas magras en tus platos principales es una estrategia efectiva para mantener una dieta equilibrada y saludable, especialmente si estás buscando perder peso o simplemente mejorar tu bienestar general.

Las proteínas magras no solo son esenciales para el mantenimiento y reparación de tejidos, sino que también juegan un papel clave en la gestión del apetito y el metabolismo.

Receta 41 - Pechuga de Pollo al Limón con Espárragos

Ingredientes;

- 4 pechugas de pollo (aproximadamente 150 g cada una)
- 1 cucharada de aceite de oliva (15 ml)
- 2 cucharadas de jugo de limón (30 ml)
- 1 cucharadita de ralladura de limón
- 2 dientes de ajo, picados (6 g)
- 1 manojo de espárragos, recortados (250 g)
- Sal y pimienta al gusto
- 1 cucharadita de tomillo seco (1 g)

Preparación;

1. Precalienta el horno a 200°C (400°F).
2. En un bol pequeño, mezcla el jugo de limón, la ralladura de limón, el aceite de oliva, el ajo, el tomillo, la sal y la pimienta.
3. Unta las pechugas de pollo con la mezcla de limón y colócalas en una bandeja para hornear.
4. Distribuye los espárragos alrededor del pollo.
5. Hornea durante 20-25 minutos, o hasta que el pollo esté completamente cocido y los espárragos estén tiernos.
6. Sirve caliente.

Calorías por porción; 300 calorías

Notas; Esta receta es ligera y refrescante, perfecta para una cena rápida y saludable. Los espárragos aportan fibra y nutrientes adicionales.

Receta 42 - Filete de Pescado al Horno con Hierbas

Ingredientes;

- 4 filetes de pescado blanco (150 g cada uno)
- 1 cucharada de aceite de oliva (15 ml)
- 1 limón, en rodajas
- 2 cucharaditas de eneldo seco (2 g)
- 1 cucharadita de romero seco (1 g)
- 2 dientes de ajo, picados (6 g)
- Sal y pimienta al gusto

Preparación;

1. Precalienta el horno a 180°C (350°F).
2. Coloca los filetes de pescado en una bandeja para hornear.
3. Unta el pescado con el aceite de oliva y espolvorea con eneldo, romero, ajo, sal y pimienta.
4. Coloca las rodajas de limón sobre los filetes.
5. Hornea durante 15-20 minutos, o hasta que el pescado se desmenuce fácilmente con un tenedor.
6. Sirve con una guarnición de vegetales al vapor o una ensalada fresca.

Calorías por porción; 250 calorías

Notas; Este plato es una opción excelente para una comida ligera y rica en ácidos grasos omega-3.

Receta 43 - Solomillo de Cerdo a la Parrilla con Salsa de Manzana

Ingredientes;

- 500 g de solomillo de cerdo
- 2 cucharadas de aceite de oliva (30 ml)
- 1 manzana, pelada y en cubos (150 g)
- 1/2 taza de caldo de pollo bajo en sodio (120 ml)
- 1 cucharadita de mostaza Dijon (5 g)
- 1 cucharadita de canela (1 g)
- Sal y pimienta al gusto

Preparación;

1. Precalienta la parrilla a temperatura media-alta.
2. Unta el solomillo de cerdo con aceite de oliva y sazona con sal y pimienta.
3. Asa el solomillo en la parrilla durante 20-25 minutos, girándolo ocasionalmente, hasta que esté cocido y dorado.
4. Mientras se cocina el cerdo, prepara la salsa; en una cacerola, cocina la manzana a fuego medio con el caldo de pollo, la mostaza y la canela hasta que las manzanas estén tiernas.

5. Tritura la mezcla hasta obtener una salsa suave.
6. Sirve el solomillo en rodajas con la salsa de manzana por encima.

Calorías por porción; 350 calorías

Notas; Este plato ofrece una combinación deliciosa de dulzura y sabor salado, ideal para una comida especial.

Receta 44 - Tacos de Pavo con Salsa de Aguacate

Ingredientes;

- 500 g de carne de pavo molida
- 1 cucharada de aceite de oliva (15 ml)
- 1 cebolla, picada (70 g)
- 1 pimiento rojo, picado (100 g)
- 1 cucharadita de comino (2 g)
- 1 cucharadita de pimentón (2 g)
- 1 cucharadita de ajo en polvo (2 g)
- Sal y pimienta al gusto
- Tortillas de maíz (4 unidades)
- 1 aguacate, en puré (150 g)
- Jugo de 1 limón
- 1/4 taza de cilantro fresco picado (5 g)

Preparación;

1. Calienta el aceite de oliva en una sartén grande a fuego medio. Añade la cebolla y el pimiento y cocina hasta que estén tiernos.
2. Agrega la carne de pavo y cocina hasta que esté bien cocida.
3. Sazona con comino, pimentón, ajo en polvo, sal y pimienta. Cocina por 5 minutos adicionales.
4. En un bol pequeño, mezcla el aguacate con el jugo de limón y el cilantro para hacer la salsa de aguacate.
5. Sirve la carne de pavo en las tortillas de maíz y cubre con la salsa de aguacate.

Calorías por porción; 300 calorías (por 2 tacos)

Notas; Los tacos de pavo son una alternativa saludable a los tradicionales tacos de carne, con la salsa de aguacate aportando cremosidad sin exceso de calorías.

Receta 45 - Pechuga de Pollo con Salsa de Mostaza y Miel

Ingredientes;

- 4 pechugas de pollo (150 g cada una)
- 1 cucharada de aceite de oliva (15 ml)
- 2 cucharadas de mostaza Dijon (30 g)

- 2 cucharadas de miel (30 g)
- 1 cucharadita de vinagre de manzana (5 ml)
- 1 diente de ajo, picado (3 g)
- Sal y pimienta al gusto

Preparación;

1. Precalienta el horno a 200°C (400°F).
2. En un bol pequeño, mezcla la mostaza, la miel, el vinagre y el ajo.
3. Unta las pechugas de pollo con la mezcla de mostaza y miel y colócalas en una bandeja para hornear.
4. Hornea durante 20-25 minutos, o hasta que el pollo esté completamente cocido y dorado.
5. Sirve caliente, acompañado de verduras al vapor o una ensalada verde.

Calorías por porción; 320 calorías

Notas; Esta receta combina el dulzor de la miel con el sabor picante de la mostaza, creando un plato delicioso y equilibrado.

Almuerzos con Carbohidratos Complejos

Los carbohidratos complejos son un componente fundamental para mantener una dieta equilibrada, especialmente cuando se busca energía sostenida a lo largo del día y una nutrición óptima.

Incorporar estos carbohidratos en tus almuerzos no solo ayuda a mantener estables los niveles de azúcar en sangre, sino que también proporciona nutrientes esenciales que promueven la salud general.

Receta 46 - Ensalada de Quinua con Verduras Asadas

Ingredientes;

- 1 taza de quinua (170 g)
- 2 tazas de agua (480 ml)
- 1 pimiento rojo, en cubos (100 g)
- 1 calabacín, en cubos (150 g)
- 1 cebolla morada, en cubos (70 g)
- 2 cucharadas de aceite de oliva (30 ml)
- 1 cucharadita de comino (2 g)
- 1 cucharadita de pimentón (2 g)
- 1 taza de espinacas frescas (30 g)
- 1/4 taza de queso feta desmenuzado (30 g)
- Sal y pimienta al gusto

Preparación;

1. Enjuaga la quinua bajo agua fría. Lleva a ebullición 2 tazas de agua en una cacerola, añade la quinua y reduce el fuego a bajo. Cocina tapado durante 15 minutos, o hasta que el agua se haya absorbido. Deja reposar 5 minutos y esponja con un tenedor.

2. Precalienta el horno a 200°C (400°F). En una bandeja para hornear, mezcla el pimiento, el calabacín y la cebolla con 1 cucharada de aceite de oliva, comino, pimentón, sal y pimienta. Asa durante 20 minutos, removiendo a la mitad del tiempo.
3. Mezcla la quinua cocida con las verduras asadas y las espinacas frescas. Agrega el queso feta desmenuzado y la cucharada restante de aceite de oliva. Ajusta la sazón con sal y pimienta.

Calorías por porción; 350 calorías

Notas; Esta ensalada es rica en proteínas y fibra, ofreciendo una combinación equilibrada de carbohidratos complejos y vegetales.

Receta 47 - Tacos de Lentejas con Salsa de Yogur y Limón

Ingredientes;

- 1 taza de lentejas verdes o marrones (200 g)
- 2 tazas de agua (480 ml)
- 1 cucharada de aceite de oliva (15 ml)
- 1 cebolla, picada (70 g)
- 1 pimiento verde, picado (100 g)
- 1 cucharadita de comino (2 g)
- 1 cucharadita de paprika (2 g)
- 1/2 taza de yogur griego natural (120 g)
- Jugo de 1 limón

- 1 diente de ajo, picado (3 g)
- Tortillas de maíz (4 unidades)
- Sal y pimienta al gusto

Preparación;

1. Enjuaga las lentejas bajo agua fría y cocínelas en una cacerola con 2 tazas de agua durante 20-25 minutos, o hasta que estén tiernas. Escurre y reserva.
2. Calienta el aceite de oliva en una sartén grande a fuego medio. Sofríe la cebolla y el pimiento hasta que estén tiernos.
3. Agrega las lentejas cocidas, el comino, la paprika, sal y pimienta. Cocina por 5 minutos adicionales, removiendo ocasionalmente.
4. Mezcla el yogur griego con el jugo de limón y el ajo. Sirve las lentejas en las tortillas y cubre con la salsa de yogur.

Calorías por porción; 400 calorías (por 2 tacos)

Notas; Estos tacos son una excelente fuente de proteínas vegetales y carbohidratos complejos, complementados con una salsa fresca y ligera.

Receta 48 - Bowl de Arroz Integral con Tofu y Vegetales

Ingredientes;

- 1 taza de arroz integral (200 g)

- 2 tazas de agua (480 ml)
- 200 g de tofu firme, cortado en cubos
- 2 cucharadas de aceite de sésamo (30 ml)
- 1 brócoli, en ramitos (200 g)
- 1 zanahoria, en rodajas finas (60 g)
- 1 pimiento amarillo, en tiras (100 g)
- 2 cucharadas de salsa de soja baja en sodio (30 ml)
- 1 cucharadita de jengibre fresco rallado (5 g)
- 1 diente de ajo, picado (3 g)
- Sal y pimienta al gusto

Preparación;

1. Enjuaga el arroz integral bajo agua fría. Cocina en una cacerola con 2 tazas de agua a ebullición, reduce el fuego y cocina tapado durante 40-45 minutos, o hasta que el agua se haya absorbido.
2. Calienta el aceite de sésamo en una sartén grande a fuego medio. Añade el tofu y cocina hasta que esté dorado por todos lados. Retira el tofu de la sartén y reserva.
3. En la misma sartén, agrega el brócoli, la zanahoria y el pimiento. Cocina por 5-7 minutos, hasta que estén tiernos pero crujientes. Añade el ajo y el jengibre, y cocina por 1 minuto más.
4. Incorpora el tofu a los vegetales y añade la salsa de soja. Cocina por 2 minutos adicionales.
5. Sirve el tofu y los vegetales sobre el arroz integral.

Calorías por porción; 400 calorías

Notas; Este bowl es una comida completa, ofreciendo una buena combinación de carbohidratos complejos, proteínas y vegetales.

Receta 49 - Ensalada de Garbanzos con Tomate y Pepino

Ingredientes;

- 1 taza de garbanzos cocidos (200 g)
- 1 pepino, en cubos (150 g)
- 1 tomate grande, en cubos (200 g)
- 1/4 taza de cebolla morada, en cubos (30 g)
- 1/4 taza de perejil fresco, picado (10 g)
- 2 cucharadas de aceite de oliva (30 ml)
- Jugo de 1 limón
- 1 diente de ajo, picado (3 g)
- Sal y pimienta al gusto

Preparación;

1. En un bol grande, mezcla los garbanzos, el pepino, el tomate, la cebolla morada y el perejil.
2. En un bol pequeño, combina el aceite de oliva, el jugo de limón, el ajo, sal y pimienta. Vierte sobre la ensalada y mezcla bien.
3. Refrigera durante 30 minutos para permitir que los sabores se mezclen.

Calorías por porción; 300 calorías

Notas; Esta ensalada es fresca y llena de sabor, perfecta para un almuerzo ligero pero satisfactorio.

Receta 50 - Pasta de Trigo Integral con Salsa de Tomate y Albahaca

Ingredientes;

- 2 tazas de pasta de trigo integral (200 g)
- 1 taza de salsa de tomate casera (240 ml)
- 1/4 taza de albahaca fresca, picada (10 g)
- 1 diente de ajo, picado (3 g)
- 1 cucharada de aceite de oliva (15 ml)
- 1/4 taza de queso parmesano rallado (30 g)
- Sal y pimienta al gusto

Preparación;

1. Cocina la pasta de trigo integral según las instrucciones del paquete. Escurre y reserva.
2. En una sartén grande, calienta el aceite de oliva a fuego medio. Sofríe el ajo hasta que esté dorado.
3. Agrega la salsa de tomate y cocina por 5 minutos. Incorpora la albahaca y cocina por 2 minutos adicionales.
4. Mezcla la pasta cocida con la salsa. Ajusta la sazón con sal y pimienta.
5. Sirve con queso parmesano rallado por encima.

Calorías por porción; 350 calorías

Notas; La pasta integral proporciona una buena fuente de carbohidratos complejos, mientras que la salsa de tomate y albahaca agrega un toque fresco y sabroso.

Almuerzos Vegetarianos y Veganos

Las dietas vegetarianas y veganas han ganado popularidad no solo por sus beneficios para la salud, sino también por su impacto positivo en el medio ambiente y el bienestar animal.

Adoptar un enfoque basado en plantas puede ofrecer una nutrición completa y deliciosa, siempre y cuando se preste atención a ciertos aspectos clave.

Receta 51 - Tacos Veganos de Frijoles Negros y Maíz

Ingredientes;

- 1 lata de frijoles negros, escurridos y enjuagados (400 g)
- 1 taza de maíz congelado (150 g)
- 1 pimiento rojo, picado (100 g)
- 1 cebolla pequeña, picada (70 g)
- 2 dientes de ajo, picados (6 g)
- 1 cucharada de aceite de oliva (15 ml)
- 1 cucharadita de comino (2 g)
- 1 cucharadita de paprika (2 g)
- 1/2 cucharadita de cayena (opcional, 1 g)

- Sal y pimienta al gusto
- Tortillas de maíz (4 unidades)
- 1 aguacate, en rodajas (150 g)
- Cilantro fresco picado (opcional, 10 g)
- Limón para servir

Preparación;

1. Calienta el aceite de oliva en una sartén grande a fuego medio. Añade la cebolla, el pimiento y el ajo, y cocina hasta que estén tiernos, unos 5-7 minutos.
2. Agrega los frijoles negros, el maíz, el comino, la paprika y la cayena. Cocina por 5 minutos adicionales, removiendo ocasionalmente, hasta que todo esté bien mezclado y caliente.
3. Calienta las tortillas de maíz en una sartén o comal.
4. Sirve la mezcla de frijoles y maíz en las tortillas, cubriendo con rodajas de aguacate y cilantro fresco. Exprime un poco de limón por encima.

Calorías por porción; 350 calorías (por 2 tacos)

Notas; Estos tacos son ricos en proteínas vegetales y fibra, y son una opción perfecta para un almuerzo lleno de sabor y nutrientes.

Receta 52 - Ensalada de Garbanzos con Tahini y Limón

Ingredientes;

- 1 taza de garbanzos cocidos (200 g)
- 1 pepino, en cubos (150 g)
- 1 tomate grande, en cubos (200 g)
- 1/4 taza de cebolla morada, en cubos (30 g)
- 1/4 taza de perejil fresco, picado (10 g)
- 2 cucharadas de tahini (30 g)
- Jugo de 1 limón
- 1 diente de ajo, picado (3 g)
- Sal y pimienta al gusto

Preparación;

1. En un bol grande, mezcla los garbanzos, el pepino, el tomate, la cebolla morada y el perejil.
2. En un bol pequeño, combina el tahini, el jugo de limón, el ajo, sal y pimienta. Mezcla bien hasta obtener una salsa cremosa.
3. Vierte la salsa sobre la ensalada y mezcla bien para combinar.

Calorías por porción; 350 calorías

Notas; Esta ensalada es una excelente fuente de proteínas y grasas saludables, ideal para un almuerzo refrescante y nutritivo.

Receta 53 - Curry de Lentejas Rojas y Espinacas

Ingredientes;

- 1 taza de lentejas rojas (200 g)
- 2 tazas de agua (480 ml)
- 1 cucharada de aceite de coco (15 ml)
- 1 cebolla, picada (70 g)
- 2 dientes de ajo, picados (6 g)
- 1 cucharada de pasta de curry rojo (15 g)
- 1 lata de leche de coco (400 ml)
- 1 taza de espinacas frescas (30 g)
- 1 tomate grande, picado (200 g)
- Sal y pimienta al gusto

Preparación;

1. Enjuaga las lentejas rojas bajo agua fría y cocínelas en una cacerola con 2 tazas de agua durante 15-20 minutos, o hasta que estén tiernas. Escurre y reserva.
2. Calienta el aceite de coco en una sartén grande a fuego medio. Sofríe la cebolla y el ajo hasta que estén dorados.
3. Añade la pasta de curry y cocina por 1 minuto, luego incorpora la leche de coco y el tomate. Cocina a fuego lento durante 10 minutos.
4. Agrega las lentejas cocidas y las espinacas. Cocina hasta que las espinacas se marchiten y todo esté bien mezclado.

5. Ajusta la sazón con sal y pimienta.

Calorías por porción; 400 calorías

Notas; Este curry es una opción reconfortante y llena de sabor, ofreciendo una combinación excelente de proteínas, fibra y grasas saludables.

Receta 54 - Bowl de Arroz Integral con Vegetales y Salsa de Mantequilla de Cacahuate

Ingredientes;

- 1 taza de arroz integral (200 g)
- 2 tazas de agua (480 ml)
- 1 zanahoria, en rodajas finas (60 g)
- 1 pimiento rojo, en tiras (100 g)
- 1 brócoli, en ramitos (200 g)
- 2 cucharadas de mantequilla de cacahuate (30 g)
- 2 cucharadas de salsa de soja baja en sodio (30 ml)
- 1 cucharada de vinagre de arroz (15 ml)
- 1 cucharadita de jengibre fresco rallado (5 g)
- Sal y pimienta al gusto

Preparación;

1. Cocina el arroz integral según las instrucciones del paquete. Escurre y reserva.

2. En una sartén grande, saltea la zanahoria, el pimiento y el brócoli en un poco de aceite hasta que estén tiernos pero crujientes, unos 5-7 minutos.
3. En un bol pequeño, mezcla la mantequilla de cacahuate, la salsa de soja, el vinagre de arroz y el jengibre hasta obtener una salsa suave.
4. Sirve el arroz integral en bowls y cubre con los vegetales salteados y la salsa de mantequilla de cacahuate.

Calorías por porción; 400 calorías

Notas; Este bowl es una excelente combinación de carbohidratos complejos, proteínas vegetales y una salsa sabrosa.

Receta 55 - Sopa de Tomate y Albahaca con Garbanzos

Ingredientes;

- 1 lata de tomates triturados (400 g)
- 1 taza de garbanzos cocidos (200 g)
- 1 cebolla, picada (70 g)
- 2 dientes de ajo, picados (6 g)
- 2 tazas de caldo de vegetales (480 ml)
- 1 cucharada de aceite de oliva (15 ml)
- 1 taza de albahaca fresca, picada (30 g)
- Sal y pimienta al gusto

Preparación;

1. Calienta el aceite de oliva en una cacerola grande a fuego medio. Sofríe la cebolla y el ajo hasta que estén dorados.
2. Añade los tomates triturados y el caldo de vegetales. Lleva a ebullición y luego reduce el fuego a medio-bajo. Cocina durante 15 minutos.
3. Incorpora los garbanzos y cocina por 5 minutos adicionales.
4. Agrega la albahaca fresca y ajusta la sazón con sal y pimienta. Cocina durante 2 minutos más.
5. Sirve caliente.

Calorías por porción; 250 calorías

Notas; Esta sopa es ligera y nutritiva, ideal para un almuerzo reconfortante y lleno de sabor.

Platos Internacionales Adaptados para Bajar en Calorías

Explorar cocinas internacionales no solo puede enriquecer tu paladar, sino también ayudarte a mantener una dieta equilibrada y baja en calorías. La clave está en adaptar recetas tradicionales para que sean más ligeras sin sacrificar sabor ni autenticidad.

Receta 56 - Sushi de Verduras

Ingredientes;

- 1 taza de arroz para sushi (200 g)
- 1 1/4 tazas de agua (300 ml)
- 2 cucharadas de vinagre de arroz (30 ml)
- 1 cucharada de azúcar (15 g)
- 1/2 cucharadita de sal (2 g)
- 1 aguacate, en tiras (150 g)
- 1 pepino, en tiras (100 g)
- 1 zanahoria, en tiras (60 g)
- Algas nori para sushi (6 hojas)
- Salsa de soja baja en sodio para servir (opcional)

Preparación;

1. Lava el arroz bajo agua fría hasta que el agua salga clara. Cocina el arroz en una olla con 1 1/4 tazas de agua a fuego medio, cubierto, durante 15-20 minutos. Deja reposar 10 minutos.
2. Mezcla el vinagre de arroz, el azúcar y la sal en un bol pequeño hasta que se disuelvan. Incorpora esta mezcla al arroz aún caliente, removiendo suavemente.
3. En una esterilla para sushi cubierta con papel film, coloca una hoja de alga nori y extiende una capa delgada de arroz, dejando un borde libre en uno de los extremos.

4. Coloca las tiras de aguacate, pepino y zanahoria sobre el arroz. Enrolla el sushi firmemente usando la esterilla.
5. Corta el rollo en piezas y sirve con salsa de soja baja en sodio si lo deseas.

Calorías por porción; 250 calorías (por 6 piezas)

Notas; Este sushi adaptado es ligero y lleno de sabor, ofreciendo una opción saludable y fresca para cualquier comida.

Receta 57 - Chili de Pavo al Estilo Tex-Mex

Ingredientes;

- 500 g de carne de pavo molida
- 1 cebolla, picada (70 g)
- 2 dientes de ajo, picados (6 g)
- 1 pimiento rojo, picado (100 g)
- 1 lata de tomates triturados (400 g)
- 1 taza de frijoles negros cocidos (200 g)
- 1 taza de frijoles rojos cocidos (200 g)
- 1 cucharada de comino (2 g)
- 1 cucharadita de paprika (2 g)
- 1 cucharadita de chile en polvo (2 g)
- Sal y pimienta al gusto

Preparación;

1. En una olla grande, cocina la carne de pavo molida a fuego medio hasta que se dore. Escurre el exceso de grasa.
2. Añade la cebolla, el ajo y el pimiento rojo. Cocina hasta que estén tiernos, unos 5 minutos.
3. Incorpora los tomates triturados, frijoles, comino, paprika, chile en polvo, sal y pimienta. Lleva a ebullición, luego reduce el fuego y cocina a fuego lento durante 20 minutos, removiendo ocasionalmente.
4. Ajusta la sazón al gusto y sirve caliente.

Calorías por porción; 300 calorías (por 1 taza)

Notas; Este chili adaptado es una opción rica en proteínas y fibra, ideal para un almuerzo reconfortante y bajo en calorías.

Receta 58 - Paella de Mariscos Ligera

Ingredientes;

- 1 taza de arroz integral (200 g)
- 2 tazas de caldo de pescado bajo en sodio (480 ml)
- 200 g de camarones, pelados y desvenados
- 200 g de calamares, cortados en anillos
- 1 pimiento rojo, en tiras (100 g)
- 1 taza de guisantes verdes (150 g)
- 1 cebolla, picada (70 g)

- 2 dientes de ajo, picados (6 g)
- 1 cucharadita de pimentón (2 g)
- 1/2 cucharadita de azafrán (opcional, 1 g)
- 1 cucharada de aceite de oliva (15 ml)
- Sal y pimienta al gusto

Preparación;

1. Calienta el aceite de oliva en una sartén grande o paellera a fuego medio. Sofríe la cebolla y el ajo hasta que estén dorados.
2. Añade el arroz integral y el pimentón. Revuelve para que el arroz se mezcle con las especias.
3. Agrega el caldo de pescado y cocina a fuego lento durante 20 minutos, o hasta que el arroz esté casi cocido.
4. Incorpora los camarones, calamares, pimiento y guisantes. Cocina durante 5-7 minutos, hasta que los mariscos estén cocidos y los vegetales tiernos.
5. Ajusta la sazón con sal y pimienta. Sirve caliente.

Calorías por porción; 350 calorías

Notas; Esta paella es una opción deliciosa y baja en calorías que captura los sabores de la cocina española sin las calorías adicionales.

Receta 59 - Enchiladas de Pollo con Salsa Verde

Ingredientes;

- 2 pechugas de pollo, cocidas y desmenuzadas (300 g)
- 8 tortillas de maíz
- 1 taza de salsa verde (240 ml)
- 1 taza de frijoles negros cocidos (200 g)
- 1/2 taza de cebolla morada, en cubos (60 g)
- 1/2 taza de queso fresco rallado (60 g)
- 1 cucharada de aceite de oliva (15 ml)
- 1 cucharadita de comino (2 g)
- Sal y pimienta al gusto

Preparación;

1. Precalienta el horno a 180°C (350°F). En una sartén grande, calienta el aceite de oliva y sofríe la cebolla hasta que esté dorada.
2. Añade el pollo desmenuzado, comino, sal y pimienta. Cocina por 5 minutos para que los sabores se mezclen.
3. Rellena las tortillas con la mezcla de pollo, frijoles y un poco de queso fresco. Enrolla las tortillas y colócalas en una bandeja para hornear.
4. Cubre con la salsa verde restante y espolvorea con el queso fresco restante.

5. Hornea durante 20 minutos, o hasta que el queso esté derretido y burbujeante.

Calorías por porción; 400 calorías (por 2 enchiladas)

Notas; Estas enchiladas ofrecen una versión ligera de este clásico mexicano, ideal para un almuerzo satisfactorio y delicioso.

Receta 60 - Sopa Pho Vegana

Ingredientes;

- 1 litro de caldo de verduras (1000 ml)
- 200 g de fideos de arroz
- 1 zanahoria, en rodajas finas (60 g)
- 1 pimiento rojo, en tiras (100 g)
- 1 taza de champiñones, en láminas (100 g)
- 1 taza de brotes de soja (100 g)
- 1 trozo de jengibre fresco (5 cm), en rodajas
- 2 dientes de ajo, picados (6 g)
- 1 cucharada de salsa de soja baja en sodio (15 ml)
- 1 cucharadita de pasta de miso (5 g)
- Cilantro fresco y rodajas de chile para servir

Preparación;

1. Calienta el caldo de verduras en una olla grande junto con el jengibre y el ajo. Cocina a fuego medio durante 10 minutos para infundir los sabores.

2. Añade las zanahorias, el pimiento, los champiñones y la salsa de soja. Cocina hasta que los vegetales estén tiernos.
3. Cocina los fideos de arroz según las instrucciones del paquete, escúrrelos y agrégales a la olla.
4. Incorpora los brotes de soja y la pasta de miso, y cocina por 2 minutos más.
5. Sirve caliente, decorado con cilantro fresco y rodajas de chile al gusto.

Calorías por porción; 250 calorías

Notas; Esta versión vegana del tradicional pho vietnamita es ligera, reconfortante y rica en sabor, perfecta para un almuerzo ligero.

Capítulo 5; Cenas Ligeras y Satisfactorias

En el contexto de una **vida saludable y equilibrada**, las cenas juegan un papel crucial. La elección de una cena ligera no solo influye en cómo nos sentimos al final del día, sino que también afecta nuestra calidad de sueño, nuestro metabolismo y nuestra salud general.

En este capítulo, exploraremos la importancia de optar por cenas ligeras y satisfactorias, así como las estrategias para lograr saciedad sin exceder las calorías, y los beneficios para la salud que conlleva hacer elecciones alimenticias inteligentes en la cena.

Importancia de Elegir Cenas Ligeras;

Optar por cenas ligeras es fundamental por varias razones. Primero, una cena pesada o alta en calorías puede interferir con la calidad del sueño.

Los alimentos difíciles de digerir o con un alto contenido de grasas y azúcares pueden provocar malestar estomacal y reflujo ácido, lo que puede dificultar un descanso reparador. Al elegir opciones ligeras y bien equilibradas, se favorece una digestión más fácil y un sueño más reparador.

En segundo lugar, una cena ligera ayuda a evitar el aumento de peso. Comer en exceso por la noche puede contribuir a un exceso de calorías que, si no se quema a través de la actividad física, se almacena en forma de grasa.

Elegir comidas más ligeras y balanceadas permite mantener un control más efectivo sobre el peso corporal y evitar el incremento de grasa corporal.

Cómo Lograr Saciedad Sin Exceder las Calorías;

Lograr una sensación de saciedad con una cena ligera requiere un enfoque estratégico en la selección de alimentos y su preparación. Aquí algunas recomendaciones clave;

1. **Incorpora Proteínas Magras**; Las proteínas tienen un alto poder saciante y ayudan a mantener la masa muscular, especialmente cuando se consumen en cantidades adecuadas. Optar por proteínas magras, como pollo, pescado, tofu o legumbres, puede ayudar a sentirse satisfecho sin consumir muchas calorías.

2. **Utiliza Carbohidratos Complejos**; Los carbohidratos complejos, como los de los granos enteros, verduras y legumbres, liberan energía de manera más lenta y estable, lo que ayuda a mantener la sensación de saciedad

durante más tiempo. Además, estos carbohidratos son ricos en fibra, que también contribuye a la saciedad.

3. **Incluye Vegetales en Abundancia**; Los vegetales son bajos en calorías y altos en fibra y agua, lo que permite llenar el estómago sin añadir muchas calorías. Incorporar una variedad de vegetales en las cenas no solo ayuda a sentirse lleno, sino que también aporta una rica fuente de vitaminas y minerales esenciales.

4. **Mantén el Tamaño de las Porciones Bajo Control**; Controlar las porciones es fundamental para evitar el exceso de calorías. Utilizar platos más pequeños y prestar atención a las señales de hambre y saciedad puede ayudar a mantener las porciones adecuadas.

5. **Opta por Métodos de Cocción Saludables**; Cocinar al vapor, a la parrilla o al horno en lugar de freír reduce la cantidad de grasa añadida y calorías en los platos. Estos métodos permiten preservar los nutrientes de los alimentos y mantener las comidas ligeras y saludables.

Beneficios para la Salud y el Bienestar;

Elegir cenas ligeras tiene múltiples beneficios para la salud y el bienestar general;

1. **Mejora la Calidad del Sueño**; Una cena ligera y equilibrada facilita una digestión adecuada y

reduce el riesgo de problemas estomacales que pueden interferir con el sueño. Un sueño reparador es esencial para la recuperación del cuerpo y la mente, así como para la regulación del peso.

2. **Promueve el Mantenimiento del Peso Saludable**; Al controlar las calorías y optar por alimentos que favorecen la saciedad, se reduce el riesgo de aumento de peso. Esto es crucial para la prevención de enfermedades relacionadas con la obesidad y para mantener un estado general de salud.

3. **Favorece la Digestión y la Salud Digestiva**; Las cenas ligeras y ricas en fibra favorecen una digestión eficiente y pueden prevenir problemas como el estreñimiento. Además, una buena digestión contribuye a una mejor absorción de nutrientes y una mayor sensación de bienestar.

4. **Apoya la Energía y Vitalidad**; Una cena equilibrada proporciona los nutrientes necesarios para mantener niveles óptimos de energía. Esto ayuda a evitar el cansancio y la fatiga, permitiendo que te sientas renovado y con energía para el día siguiente.

5. **Contribuye al Bienestar General**; Al adoptar hábitos alimenticios que favorecen cenas ligeras y nutritivas, se promueve un estilo de vida saludable en general. Esto incluye una mejor regulación del apetito, una mayor

sensación de bienestar y una reducción en el riesgo de enfermedades crónicas.

Ensaladas Nutritivas para la Cena

Receta 61 - Ensalada de Espinacas y Fresas con Aderezo de Balsámico

Ingredientes;

- 4 tazas de espinacas frescas (120 g)
- 1 taza de fresas frescas, en rodajas (150 g)
- 1/4 taza de nueces pecanas, tostadas (30 g)
- 1/4 taza de queso feta desmenuzado (30 g)
- 2 cucharadas de vinagre balsámico (30 ml)
- 1 cucharada de miel (15 ml)
- 1 cucharada de aceite de oliva (15 ml)
- Sal y pimienta al gusto

Preparación;

1. En un tazón grande, mezcla las espinacas y las fresas.
2. En una sartén pequeña, tuesta las nueces pecanas a fuego medio hasta que estén fragantes, unos 3-4 minutos. Deja enfriar.
3. En un bol pequeño, combina el vinagre balsámico, la miel y el aceite de oliva. Bate hasta que el aderezo esté bien mezclado. Ajusta la sal y la pimienta al gusto.

4. Agrega las nueces tostadas y el queso feta a la ensalada.
5. Vierte el aderezo sobre la ensalada justo antes de servir y mezcla suavemente.

Calorías por porción; 250 calorías (para una porción de 1 taza)

Notas; Esta ensalada combina la dulzura de las fresas con la riqueza del queso feta y las nueces, creando un equilibrio perfecto de sabores y texturas. El aderezo balsámico añade una acidez sutil que complementa la frescura de los ingredientes.

Receta 62 - Ensalada de Garbanzos con Pimientos Asados y Feta

Ingredientes;

- 1 lata de garbanzos, escurridos y enjuagados (400 g)
- 1 pimiento rojo, asado y picado (150 g)
- 1/4 taza de queso feta desmenuzado (30 g)
- 1/4 taza de aceitunas negras, en rodajas (30 g)
- 1/4 taza de cebolla morada, en cubos (30 g)
- 2 cucharadas de aceite de oliva (30 ml)
- 1 cucharada de jugo de limón (15 ml)
- 1 diente de ajo, picado (3 g)
- 1 cucharadita de comino (2 g)
- Sal y pimienta al gusto

- Unas hojas de perejil fresco para decorar (opcional)

Preparación;

1. En un bol grande, combina los garbanzos, pimiento asado, queso feta, aceitunas y cebolla morada.
2. En un bol pequeño, mezcla el aceite de oliva, el jugo de limón, el ajo picado, el comino, la sal y la pimienta. Bate bien hasta que el aderezo esté homogéneo.
3. Vierte el aderezo sobre la ensalada y mezcla bien para que todos los ingredientes queden bien cubiertos.
4. Decora con perejil fresco si lo deseas y sirve inmediatamente.

Calorías por porción; 300 calorías (para una porción de 1 taza)

Notas; Esta ensalada es rica en proteínas y fibra gracias a los garbanzos, y el queso feta y las aceitunas añaden un toque salado que equilibra los sabores. Ideal para una cena ligera pero satisfactoria.

Receta 63 - Ensalada de Quinoa con Aguacate y Tomate Cherry

Ingredientes;

- 1 taza de quinoa, cocida y enfriada (185 g)

- 1 taza de tomates cherry, partidos por la mitad (150 g)
- 1 aguacate, en cubos (150 g)
- 1/4 taza de cebolla roja, en cubos (30 g)
- 1/4 taza de cilantro fresco, picado (15 g)
- 2 cucharadas de aceite de oliva (30 ml)
- 1 cucharada de jugo de limón (15 ml)
- Sal y pimienta al gusto

Preparación;

1. En un bol grande, combina la quinoa cocida, tomates cherry, aguacate, cebolla roja y cilantro fresco.
2. En un bol pequeño, mezcla el aceite de oliva y el jugo de limón. Bate bien hasta que el aderezo esté bien integrado.
3. Vierte el aderezo sobre la ensalada y mezcla suavemente para evitar que el aguacate se rompa.
4. Ajusta la sal y la pimienta al gusto y sirve inmediatamente.

Calorías por porción; 350 calorías (para una porción de 1 taza)

Notas; Esta ensalada combina la textura ligera de la quinoa con la cremosidad del aguacate y la frescura de los tomates cherry, creando una opción nutritiva y deliciosa para la cena.

Sopas Ligeras y Reconfortantes

Receta 64 - Sopa de Calabaza y Jengibre

Ingredientes;

- 1 calabaza mediana, pelada y cortada en cubos (600 g)
- 1 cebolla, picada (70 g)
- 2 dientes de ajo, picados (6 g)
- 1 trozo de jengibre fresco (5 cm), pelado y picado
- 4 tazas de caldo de verduras (960 ml)
- 1 cucharada de aceite de oliva (15 ml)
- 1/2 cucharadita de comino (1 g)
- Sal y pimienta al gusto
- 2 cucharadas de crema ligera o leche de coco para servir (opcional)

Preparación;

1. Calienta el aceite de oliva en una olla grande a fuego medio. Sofríe la cebolla hasta que esté dorada, aproximadamente 5 minutos.
2. Añade el ajo, el jengibre y el comino, y cocina durante 1 minuto hasta que liberen sus aromas.
3. Incorpora los cubos de calabaza y revuelve para mezclar. Cocina durante 5 minutos.
4. Vierte el caldo de verduras y lleva a ebullición. Reduce el fuego y cocina a fuego lento durante 20 minutos, o hasta que la calabaza esté tierna.

5. Utiliza una licuadora de inmersión para hacer puré la sopa hasta obtener una textura suave. Alternativamente, puedes transferir la sopa en lotes a una licuadora.

6. Ajusta la sazón con sal y pimienta. Sirve caliente con una cucharada de crema ligera o leche de coco si lo deseas.

Calorías por porción; 150 calorías (por 1 taza)

Receta 65 - Sopa de Tomate y Albahaca

Ingredientes;

- 1 kg de tomates maduros, pelados y picados (aproximadamente 6-8 tomates medianos)
- 1 cebolla, picada (70 g)
- 2 dientes de ajo, picados (6 g)
- 1 taza de caldo de verduras (240 ml)
- 1 cucharada de aceite de oliva (15 ml)
- 1/2 taza de hojas de albahaca fresca (10 g)
- 1/2 cucharadita de azúcar (2 g) (opcional, para balancear la acidez)
- Sal y pimienta al gusto
- 1 cucharada de queso parmesano rallado para servir (opcional, 10 g)

Preparación;

1. Calienta el aceite de oliva en una olla grande a fuego medio. Sofríe la cebolla hasta que esté dorada, aproximadamente 5 minutos.

2. Añade el ajo y cocina durante 1 minuto más.
3. Incorpora los tomates y cocina durante 10 minutos, removiendo ocasionalmente, hasta que los tomates se hayan descompuesto.
4. Añade el caldo de verduras y el azúcar (si se utiliza). Cocina a fuego lento durante 20 minutos.
5. Agrega las hojas de albahaca y utiliza una licuadora de inmersión para hacer puré la sopa hasta obtener una textura suave. Alternativamente, puedes transferir la sopa en lotes a una licuadora.
6. Ajusta la sazón con sal y pimienta. Sirve caliente, espolvoreado con queso parmesano si lo deseas.

Calorías por porción; 120 calorías (por 1 taza)

Receta 66 - Sopa de Espinacas y Champiñones

Ingredientes;

- 200 g de espinacas frescas
- 200 g de champiñones, en láminas
- 1 cebolla, picada (70 g)
- 2 dientes de ajo, picados (6 g)
- 4 tazas de caldo de verduras (960 ml)
- 1 cucharada de aceite de oliva (15 ml)
- 1/2 cucharadita de tomillo seco (1 g)
- Sal y pimienta al gusto

- 1/4 taza de yogur natural para servir (opcional, 60 g)

Preparación;

1. Calienta el aceite de oliva en una olla grande a fuego medio. Sofríe la cebolla hasta que esté dorada, aproximadamente 5 minutos.
2. Añade el ajo y cocina durante 1 minuto.
3. Incorpora los champiñones y cocina hasta que estén dorados, unos 5 minutos.
4. Añade el caldo de verduras y el tomillo, y lleva a ebullición. Reduce el fuego y cocina a fuego lento durante 10 minutos.
5. Añade las espinacas y cocina hasta que se marchiten, unos 2 minutos.
6. Utiliza una licuadora de inmersión para hacer puré la sopa hasta obtener una textura suave. Alternativamente, puedes transferir la sopa en lotes a una licuadora.
7. Ajusta la sazón con sal y pimienta. Sirve caliente con una cucharada de yogur natural si lo deseas.

Calorías por porción; 180 calorías (por 1 taza)

Platos Principales con Proteínas Magras

Receta 67 - Pechuga de Pollo al Horno con Hierbas

Ingredientes;

- 4 pechugas de pollo (aproximadamente 600 g)
- 2 cucharadas de aceite de oliva (30 ml)
- 2 dientes de ajo, picados (6 g)
- 1 cucharadita de tomillo seco (1 g)
- 1 cucharadita de romero seco (1 g)
- 1 cucharadita de pimentón dulce (1 g)
- Sal y pimienta al gusto
- Jugo de 1 limón

Preparación;

1. Precalienta el horno a 200°C (390°F).
2. En un bol pequeño, mezcla el aceite de oliva, el ajo picado, el tomillo, el romero, el pimentón, la sal y la pimienta.
3. Unta las pechugas de pollo con la mezcla de hierbas y aceite.
4. Coloca las pechugas en una bandeja para hornear y exprime el jugo de limón sobre ellas.
5. Hornea durante 25-30 minutos, o hasta que el pollo esté bien cocido y tenga una temperatura interna de 75°C (165°F).

6. Deja reposar el pollo durante 5 minutos antes de servir.

Calorías por porción; 230 calorías (por pechuga de 150 g)

Receta 68 - Filete de Pescado al Limón con Espárragos

Ingredientes;

- 4 filetes de pescado blanco (como bacalao o tilapia) (aproximadamente 500 g)
- 1 manojo de espárragos, cortados (250 g)
- 2 cucharadas de aceite de oliva (30 ml)
- Jugo de 1 limón
- 1 cucharadita de eneldo seco (1 g)
- 1 diente de ajo, picado (3 g)
- Sal y pimienta al gusto

Preparación;

1. Precalienta el horno a 200°C (390°F).
2. En una bandeja para hornear, mezcla los espárragos con 1 cucharada de aceite de oliva, sal y pimienta. Hornea durante 10 minutos.
3. Mientras tanto, en un bol pequeño, mezcla el aceite de oliva restante, el jugo de limón, el eneldo y el ajo picado.

4. Coloca los filetes de pescado sobre una hoja de papel de horno. Unta los filetes con la mezcla de aceite y limón.
5. Retira los espárragos del horno y coloca los filetes de pescado en la bandeja junto a ellos. Hornea durante 15-20 minutos, o hasta que el pescado se desmenuce fácilmente con un tenedor.
6. Sirve caliente junto con los espárragos.

Calorías por porción; 200 calorías (por filete de 125 g)

Receta 69 - Tofu Salteado con Brócoli y Pimientos

Ingredientes;

- 1 bloque de tofu firme (350 g), escurrido y cortado en cubos
- 2 cucharadas de aceite de sésamo (30 ml)
- 1 brócoli, cortado en floretes pequeños (300 g)
- 1 pimiento rojo, en tiras (150 g)
- 1 pimiento verde, en tiras (150 g)
- 2 cucharadas de salsa de soja baja en sodio (30 ml)
- 1 cucharada de vinagre de arroz (15 ml)
- 1 diente de ajo, picado (3 g)
- 1 cucharadita de jengibre fresco, rallado (5 g)
- Sal y pimienta al gusto

Preparación;

1. Calienta 1 cucharada de aceite de sésamo en una sartén grande a fuego medio-alto. Añade los cubos de tofu y cocina hasta que estén dorados y crujientes por todos los lados, unos 7-10 minutos. Retira el tofu y reserva.
2. En la misma sartén, añade la otra cucharada de aceite de sésamo. Sofríe el ajo y el jengibre durante 1 minuto.
3. Incorpora el brócoli y los pimientos. Cocina durante 5-7 minutos, o hasta que los vegetales estén tiernos pero crujientes.
4. Vuelve a añadir el tofu a la sartén. Añade la salsa de soja y el vinagre de arroz, y revuelve bien para combinar.
5. Cocina durante 2 minutos adicionales, ajustando la sazón con sal y pimienta si es necesario.
6. Sirve caliente, acompañado de arroz integral si lo deseas.

Calorías por porción; 250 calorías (por porción de 200 g)

Cenas Vegetarianas y Veganas

Receta 70 - Stir-Fry de Tofu con Vegetales Variados

Ingredientes;

- 1 bloque de tofu firme (350 g), escurrido y cortado en cubos
- 2 cucharadas de aceite de sésamo (30 ml)
- 1 pimiento rojo, en tiras (150 g)
- 1 pimiento verde, en tiras (150 g)
- 1 zanahoria, en rodajas finas (100 g)
- 1 brócoli pequeño, cortado en floretes (200 g)
- 2 dientes de ajo, picados (6 g)
- 1 cucharada de jengibre fresco, rallado (5 g)
- 3 cucharadas de salsa de soja baja en sodio (45 ml)
- 1 cucharada de vinagre de arroz (15 ml)
- 1 cucharadita de aceite de chile (opcional, 5 ml)
- 1 cebollín, picado (para decorar)

Preparación;

1. Calienta 1 cucharada de aceite de sésamo en una sartén grande o wok a fuego medio-alto. Añade los cubos de tofu y cocina hasta que estén dorados y crujientes por todos los lados, unos 7-10 minutos. Retira el tofu y reserva.
2. En la misma sartén, añade la otra cucharada de aceite de sésamo. Sofríe el ajo y el jengibre durante 1 minuto hasta que liberen sus aromas.
3. Incorpora los pimientos, la zanahoria y el brócoli. Cocina durante 5-7 minutos, o hasta que los vegetales estén tiernos, pero aún crujientes.
4. Vuelve a añadir el tofu a la sartén. Mezcla la salsa de soja, el vinagre de arroz y el aceite de chile (si lo usas) y vierte sobre el stir-fry.

5. Cocina durante 2 minutos adicionales, ajustando la sazón si es necesario.
6. Sirve caliente, decorado con cebollín picado.

Calorías por porción; 280 calorías (por porción de 250 g)

Receta 71 - Chili Vegano con Lentejas y Batata

Ingredientes;

- 1 taza de lentejas verdes o marrones (200 g), lavadas y escurridas
- 1 batata mediana, pelada y cortada en cubos (300 g)
- 1 cebolla, picada (70 g)
- 2 dientes de ajo, picados (6 g)
- 1 pimiento rojo, picado (150 g)
- 1 pimiento verde, picado (150 g)
- 1 lata de tomate triturado (400 g)
- 2 tazas de caldo de verduras (480 ml)
- 1 cucharada de comino molido (2 g)
- 1 cucharada de pimentón dulce (1 g)
- 1 cucharadita de chile en polvo (1 g)
- 1 cucharada de aceite de oliva (15 ml)
- Sal y pimienta al gusto
- Cilantro fresco para decorar (opcional)

Preparación;

1. Calienta el aceite de oliva en una olla grande a fuego medio. Sofríe la cebolla hasta que esté dorada, aproximadamente 5 minutos.
2. Añade el ajo, los pimientos y cocina durante 3 minutos.
3. Incorpora el comino, el pimentón, el chile en polvo y mezcla bien.
4. Añade la batata, las lentejas, el tomate triturado y el caldo de verduras. Lleva a ebullición, luego reduce el fuego y cocina a fuego lento durante 25-30 minutos, o hasta que las lentejas y la batata estén tiernas.
5. Ajusta la sazón con sal y pimienta. Sirve caliente, decorado con cilantro fresco si lo deseas.

Calorías por porción; 350 calorías (por porción de 300 g)

Receta 72 - Curry de Garbanzos con Espinacas

Ingredientes;

- 1 lata de garbanzos (400 g), escurridos y enjuagados
- 2 tazas de espinacas frescas (60 g)
- 1 cebolla, picada (70 g)
- 2 dientes de ajo, picados (6 g)

- 1 trozo de jengibre fresco (5 cm), pelado y picado
- 1 lata de leche de coco (400 ml)
- 2 cucharadas de pasta de curry rojo (30 g)
- 1 cucharada de aceite de coco (15 ml)
- 1 cucharadita de cúrcuma en polvo (1 g)
- 1/2 cucharadita de comino molido (1 g)
- Sal y pimienta al gusto
- Cilantro fresco para decorar (opcional)

Preparación;

1. Calienta el aceite de coco en una sartén grande a fuego medio. Sofríe la cebolla hasta que esté dorada, aproximadamente 5 minutos.
2. Añade el ajo, el jengibre y cocina durante 1 minuto.
3. Incorpora la pasta de curry, la cúrcuma y el comino, y cocina durante 1 minuto para que se mezclen los sabores.
4. Añade los garbanzos y mezcla bien. Vierte la leche de coco y lleva a ebullición.
5. Reduce el fuego y cocina a fuego lento durante 10 minutos, o hasta que la salsa se haya espesado.
6. Añade las espinacas y cocina hasta que se marchiten, aproximadamente 2 minutos.
7. Ajusta la sazón con sal y pimienta. Sirve caliente, decorado con cilantro fresco si lo deseas.

Calorías por porción; 330 calorías (por porción de

250 g)

Recetas de Pizzas Saludables

Receta 73 - Pizza de Coliflor con Tomate y Albahaca

Ingredientes para la base;

- 1 coliflor mediana (aproximadamente 500 g)
- 1 huevo
- 1/2 taza de queso mozzarella rallado (60 g)
- 1/2 taza de queso parmesano rallado (50 g)
- 1/2 cucharadita de orégano seco (1 g)
- 1/2 cucharadita de ajo en polvo (1 g)
- Sal y pimienta al gusto

Ingredientes para la cobertura;

- 1 taza de salsa de tomate sin azúcar añadida (240 ml)
- 1 taza de queso mozzarella rallado (120 g)
- 1/2 taza de hojas de albahaca fresca
- 1 tomate grande, en rodajas finas (150 g)

Preparación;

1. Precalienta el horno a 220°C (430°F). Forra una bandeja para hornear con papel pergamino.

2. Lava la coliflor y córtala en trozos. Coloca los trozos en un procesador de alimentos y tritúralos hasta obtener una textura similar al arroz.
3. Cocina la coliflor triturada en el microondas durante 5-6 minutos hasta que esté tierna. Luego, coloca la coliflor en un paño limpio y exprime el exceso de humedad.
4. En un bol grande, mezcla la coliflor, el huevo, los quesos, el orégano, el ajo en polvo, la sal y la pimienta. Mezcla bien.
5. Extiende la mezcla de coliflor en la bandeja para hornear, formando una base de pizza delgada.
6. Hornea durante 15-20 minutos, o hasta que la base esté dorada y crujiente.
7. Saca la base del horno, extiende la salsa de tomate sobre ella, luego añade el queso mozzarella, las rodajas de tomate y hornea durante 10 minutos adicionales, o hasta que el queso esté fundido y burbujeante.
8. Decora con hojas de albahaca fresca antes de servir.

Calorías por porción; 220 calorías (por porción de 1/6 de pizza)

Receta 74 - Pizza de Pollo a la Parrilla con Espinacas y Champiñones

Ingredientes para la base;

- 1 base de pizza integral (puedes comprarla o hacerla en casa)

Ingredientes para la cobertura;

- 1 pechuga de pollo a la parrilla, en tiras (aproximadamente 200 g)
- 1 taza de espinacas frescas (30 g)
- 1/2 taza de champiñones, en láminas (50 g)
- 1/2 taza de queso mozzarella rallado (60 g)
- 1/4 taza de salsa de tomate (60 ml)
- 1 cucharadita de orégano seco (1 g)
- 1 cucharadita de albahaca seca (1 g)
- Sal y pimienta al gusto

Preparación;

1. Precalienta el horno a 220°C (430°F). Coloca la base de pizza en una bandeja para hornear.
2. Extiende la salsa de tomate sobre la base de pizza. Espolvorea el orégano y la albahaca.
3. Distribuye el queso mozzarella rallado sobre la salsa de tomate.
4. Añade las tiras de pollo a la parrilla, las espinacas y los champiñones sobre el queso.

5. Hornea durante 15-20 minutos, o hasta que el queso esté fundido y burbujeante y la base esté crujiente.
6. Ajusta la sazón con sal y pimienta antes de servir.

Calorías por porción; 300 calorías (por porción de 1/6 de pizza)

Receta 75 - Pizza de Berenjena con Salsa de Tomate y Queso Bajo en Grasa

Ingredientes para la base;

- 1 base de pizza integral (puedes comprarla o hacerla en casa)

Ingredientes para la cobertura;

- 1 berenjena mediana, en rodajas finas (250 g)
- 1/2 taza de salsa de tomate (120 ml)
- 1/2 taza de queso mozzarella bajo en grasa rallado (60 g)
- 1 cucharadita de orégano seco (1 g)
- 1 cucharadita de albahaca seca (1 g)
- 1 diente de ajo, picado (3 g)
- Sal y pimienta al gusto

Preparación;

1. Precalienta el horno a 220°C (430°F). Coloca la base de pizza en una bandeja para hornear.

2. Coloca las rodajas de berenjena en una bandeja para hornear, rocíalas con un poco de aceite de oliva y hornea durante 10 minutos para que se ablanden.
3. Extiende la salsa de tomate sobre la base de pizza. Espolvorea el orégano y la albahaca.
4. Distribuye el queso mozzarella bajo en grasa sobre la salsa de tomate.
5. Coloca las rodajas de berenjena sobre el queso.
6. Hornea durante 15-20 minutos, o hasta que el queso esté fundido y burbujeante y la base esté crujiente.
7. Ajusta la sazón con sal y pimienta antes de servir.

Calorías por porción; 250 calorías (por porción de 1/6 de pizza)

Wraps y Rollos Saludables

Receta 76 - Wrap de Lechuga con Pollo y Aguacate

Ingredientes;

- 1 pechuga de pollo (200 g), cocida y desmenuzada
- 1 aguacate, en rodajas (150 g)
- 1 taza de lechuga romana, lavada y desinfectada (30 g)
- 1/2 taza de zanahoria rallada (50 g)

- 1/4 taza de cebolla morada, en rodajas finas (30 g)
- 2 cucharadas de yogur griego natural (30 ml)
- 1 cucharada de mostaza Dijon (15 ml)
- Sal y pimienta al gusto

Preparación;

1. En un bol, mezcla el pollo desmenuzado con el yogur griego y la mostaza Dijon. Ajusta la sazón con sal y pimienta.
2. Lava y seca las hojas de lechuga. Estas servirán como base para los wraps.
3. Coloca una hoja de lechuga sobre una superficie plana. Añade una porción de la mezcla de pollo en el centro de la hoja.
4. Agrega rodajas de aguacate, zanahoria rallada y cebolla morada encima del pollo.
5. Enrolla la hoja de lechuga alrededor del relleno para formar un wrap.
6. Repite con las hojas de lechuga restantes y sirve inmediatamente.

Calorías por porción; 250 calorías (por wrap)

Receta 77 - Rollos de Primavera con Vegetales Frescos y Salsa de Maní

Ingredientes;

- 8 hojas de papel de arroz (pueden encontrarse en tiendas asiáticas)
- 1 taza de zanahorias en tiras finas (100 g)
- 1 taza de pepino en tiras finas (100 g)
- 1 taza de brotes de soja (50 g)
- 1 taza de pimientos rojos en tiras finas (150 g)
- 1/2 taza de hojas de menta fresca (opcional)
- 1/2 taza de hojas de cilantro fresco (opcional)

Ingredientes para la salsa de maní;

- 2 cucharadas de mantequilla de maní natural (30 g)
- 1 cucharada de salsa de soja baja en sodio (15 ml)
- 1 cucharada de miel o jarabe de agave (15 ml)
- 1 cucharada de vinagre de arroz (15 ml)
- 1 diente de ajo, picado (3 g)
- Agua para ajustar la consistencia (2-3 cucharadas)

Preparación;

1. Para preparar la salsa de maní, mezcla todos los ingredientes en un bol pequeño y ajusta la

consistencia con agua hasta que esté suave y cremoso. Reserva.

2. Llena un bol grande con agua tibia. Sumerge una hoja de papel de arroz en el agua durante 10-15 segundos hasta que se ablande.
3. Coloca la hoja de papel de arroz sobre una superficie plana. En el centro de la hoja, coloca una porción de zanahorias, pepino, brotes de soja, pimientos, menta y cilantro (si los usas).
4. Enrolla el papel de arroz comenzando desde un extremo y asegurando los lados para envolver los vegetales.
5. Repite con las hojas restantes.
6. Sirve los rollos acompañados de la salsa de maní para mojar.

Calorías por porción; 200 calorías (por 2 rollos con 2 cucharadas de salsa)

Receta 78 - Wrap de Hummus con Espinacas y Pimientos

Ingredientes;

- 1 tortilla integral (puede ser de tamaño grande o mediano)
- 1/4 taza de hummus (60 g)
- 1 taza de espinacas frescas (30 g)
- 1 pimiento rojo, en tiras finas (150 g)
- 1/2 pepino, en rodajas finas (100 g)

- 1/4 taza de cebolla morada, en rodajas finas (30 g)
- Sal y pimienta al gusto

Preparación;

1. Extiende el hummus uniformemente sobre la superficie de la tortilla.
2. Coloca las espinacas, pimientos, pepino y cebolla morada sobre el hummus.
3. Añade una pizca de sal y pimienta al gusto.
4. Enrolla la tortilla desde un extremo, apretando ligeramente para que el relleno quede bien distribuido.
5. Corta el wrap por la mitad y sirve inmediatamente o envuelve para llevar.

Calorías por porción; 280 calorías (por wrap)

Omelets y Huevos al Estilo Ligero

Receta 79 - Omelet de Claras con Espinacas y Champiñones

Ingredientes;

- 4 claras de huevo
- 1 taza de espinacas frescas (30 g)
- 1/2 taza de champiñones, en láminas (50 g)
- 1/4 taza de cebolla, picada (30 g)
- 1 cucharadita de aceite de oliva (5 ml)

- Sal y pimienta al gusto

Preparación;

1. Calienta el aceite de oliva en una sartén antiadherente a fuego medio.
2. Añade la cebolla y cocina hasta que esté transparente, unos 3 minutos.
3. Agrega los champiñones y cocina por otros 5 minutos hasta que estén dorados.
4. Añade las espinacas y cocina hasta que se marchiten.
5. En un bol, bate las claras de huevo con sal y pimienta.
6. Vierte las claras batidas sobre los vegetales en la sartén.
7. Cocina a fuego medio-bajo hasta que las claras estén completamente cocidas y el omelet se despegue fácilmente de la sartén, aproximadamente 4-5 minutos.
8. Doble el omelet por la mitad y sirve caliente.

Calorías por porción; 150 calorías

Receta 80 - Tortilla de Huevos con Tomate y Cebolla

Ingredientes;

- 2 huevos
- 1 tomate grande, en cubos (150 g)

- 1/4 taza de cebolla, picada (30 g)
- 1 cucharadita de aceite de oliva (5 ml)
- Sal y pimienta al gusto

Preparación;

1. Calienta el aceite de oliva en una sartén antiadherente a fuego medio.
2. Añade la cebolla y cocina hasta que esté suave, unos 3 minutos.
3. Agrega el tomate y cocina por otros 2 minutos.
4. En un bol, bate los huevos con sal y pimienta.
5. Vierte los huevos batidos sobre los vegetales en la sartén.
6. Cocina a fuego medio-bajo hasta que los huevos estén completamente cocidos, aproximadamente 4-5 minutos.
7. Dobla la tortilla por la mitad y sirve caliente.

Calorías por porción; 200 calorías

Receta 81 - Frittata de Vegetales al Horno

Ingredientes;

- 6 huevos
- 1 taza de espinacas frescas (30 g)
- 1/2 taza de pimientos rojos, en cubos (75 g)
- 1/2 taza de champiñones, en láminas (50 g)
- 1/4 taza de cebolla, picada (30 g)
- 1/2 taza de queso feta desmenuzado (60 g)
- 1 cucharadita de aceite de oliva (5 ml)

- Sal y pimienta al gusto

Preparación;

1. Precalienta el horno a 180°C (350°F).
2. En una sartén apta para horno, calienta el aceite de oliva a fuego medio.
3. Añade la cebolla, pimientos y champiñones, y cocina hasta que estén tiernos, aproximadamente 5 minutos.
4. Agrega las espinacas y cocina hasta que se marchiten.
5. En un bol grande, bate los huevos con sal y pimienta. Mezcla el queso feta desmenuzado.
6. Vierte la mezcla de huevos sobre los vegetales en la sartén.
7. Cocina a fuego medio durante 5 minutos, luego transfiere la sartén al horno.
8. Hornea durante 15-20 minutos, o hasta que la frittata esté completamente cuajada y dorada en la parte superior.
9. Deja enfriar un poco antes de cortar y servir.

Ideas de Cenas con Arroz Integral y Granos

Receta 82 - Arroz Integral con Verduras Asadas y Salsa de Soya

Ingredientes;

- 1 taza de arroz integral (190 g)
- 2 tazas de agua (480 ml)
- 1 taza de zanahorias, en cubos (120 g)
- 1 taza de brócoli, en floretes (100 g)
- 1 pimiento rojo, en tiras (150 g)
- 1 calabacín, en cubos (150 g)
- 2 cucharadas de aceite de oliva (30 ml)
- 2 cucharadas de salsa de soya baja en sodio (30 ml)
- 1 cucharadita de ajo en polvo (1 g)
- Sal y pimienta al gusto

Preparación;

1. Cocina el arroz integral según las instrucciones del paquete. Generalmente, se hierve en 2 tazas de agua durante 40-45 minutos. Escurre y reserva.
2. Precalienta el horno a 200°C (400°F). Forra una bandeja para hornear con papel pergamino.
3. En un bol grande, mezcla las zanahorias, brócoli, pimiento y calabacín con el aceite de oliva, el ajo en polvo, la sal y la pimienta.
4. Extiende las verduras en la bandeja para hornear y asa en el horno durante 25-30 minutos, o hasta que estén doradas y tiernas.
5. Mezcla el arroz integral cocido con las verduras asadas y añade la salsa de soya.
6. Sirve caliente y disfruta de una cena nutritiva.

Calorías por porción; 350 calorías (por porción de 1

taza de arroz integral con 1 taza de verduras asadas)

Receta 83 - Buddha Bowl con Arroz Integral, Garbanzos y Vegetales

Ingredientes;

- 1 taza de arroz integral (190 g)
- 1 taza de garbanzos cocidos (200 g)
- 1 taza de espinacas frescas (30 g)
- 1/2 taza de zanahorias ralladas (50 g)
- 1/2 taza de pimiento rojo, en tiras (75 g)
- 1 aguacate, en rodajas (150 g)
- 2 cucharadas de tahini (30 g)
- 1 cucharada de jugo de limón (15 ml)
- 1 cucharadita de comino molido (1 g)
- Sal y pimienta al gusto

Preparación;

1. Cocina el arroz integral según las instrucciones del paquete. Escurre y reserva.
2. En un bol grande, mezcla el arroz integral cocido, los garbanzos, las espinacas, las zanahorias y el pimiento.
3. En un pequeño bol, mezcla el tahini, el jugo de limón, el comino, la sal y la pimienta. Ajusta la consistencia con un poco de agua si es necesario.
4. Sirve el buddha bowl con rodajas de aguacate y un aderezo de tahini por encima.

5. Mezcla bien antes de comer.

Calorías por porción; 400 calorías (por porción de 1 taza de arroz integral con 1/2 taza de garbanzos y vegetales)

Receta 84 - Quinoa con Pimientos y Calabacín

Ingredientes;

- 1 taza de quinoa (185 g)
- 2 tazas de agua (480 ml)
- 1 pimiento rojo, en cubos (150 g)
- 1 calabacín, en cubos (150 g)
- 1/2 taza de cebolla, picada (60 g)
- 2 cucharadas de aceite de oliva (30 ml)
- 1 cucharadita de orégano seco (1 g)
- 1 diente de ajo, picado (3 g)
- Sal y pimienta al gusto

Preparación;

1. Enjuaga la quinoa bajo agua fría y escúrrela.
2. Cocina la quinoa en 2 tazas de agua según las instrucciones del paquete, generalmente durante 15 minutos o hasta que esté tierna y el agua se haya absorbido. Deja reposar 5 minutos y esponja con un tenedor.
3. Mientras se cocina la quinoa, calienta el aceite de oliva en una sartén grande a fuego medio.

4. Añade la cebolla y cocina hasta que esté transparente, unos 3 minutos.
5. Agrega el pimiento, calabacín y ajo, y cocina hasta que estén tiernos, aproximadamente 7-10 minutos. Añade el orégano, la sal y la pimienta.
6. Mezcla las verduras cocidas con la quinoa.
7. Sirve caliente y disfruta de una cena ligera y saludable.

Calorías por porción; 300 calorías (por porción de 1 taza de quinoa con 1 taza de vegetales)

Conclusión

El libro **"Sabores Irresistibles"** es una guía completa con recetas bajas en calorías que te ayudarán a adelgazar sin perder el sabor. Una obra meticulosamente diseñada para quienes buscan adoptar un estilo de vida más saludable sin sacrificar el placer de comer.

A lo largo de sus páginas, se exploran múltiples facetas de la alimentación saludable y se presentan recetas prácticas y deliciosas que promueven la pérdida de peso de manera sostenible.

Desde el inicio, el libro establece una sólida base teórica, explicando la importancia de una alimentación equilibrada y los beneficios tanto físicos como mentales que esta conlleva.

Se destacan los principios de una dieta equilibrada, la correcta proporción de macronutrientes y la interpretación de la pirámide alimenticia, brindando al lector un entendimiento profundo de cómo estructurar sus comidas diarias.

Uno de los aspectos más valiosos del libro es su **enfoque en los macronutrientes** y su papel en la pérdida de peso. A través de explicaciones claras y detalladas, se desglosa la importancia de los carbohidratos, las proteínas y las grasas, y se ofrecen ejemplos concretos de fuentes saludables para cada uno de estos nutrientes.

Asimismo, se abordan los **micronutrientes** esenciales, destacando la relevancia de las vitaminas y minerales, y se enfatiza la crucial importancia del agua y la hidratación adecuada para el funcionamiento óptimo del organismo.

Un elemento distintivo de esta guía es la inclusión del concepto de índice glucémico y su impacto en la pérdida de peso. El lector aprenderá a distinguir entre alimentos de alto y bajo índice glucémico y descubrirá estrategias efectivas para incorporar alimentos de IG bajo en su dieta diaria, facilitando así la regulación de los niveles de azúcar en la sangre y la reducción de antojos.

El **control de las porciones** y la alimentación consciente son temas recurrentes que se abordan con profundidad. El libro ofrece técnicas prácticas para medir porciones adecuadas y evita el exceso de comida, promoviendo la idea de comer conscientemente para disfrutar plenamente de los alimentos y reconocer las señales de saciedad del cuerpo.

Estas prácticas no solo ayudan a mantener un peso saludable, sino que también fomentan una relación más equilibrada y saludable con la comida.

La **planificación de menús semanales saludables** es otro pilar fundamental del libro. A través de ejemplos concretos y consejos útiles para hacer la compra de alimentos saludables, el lector encontrará herramientas valiosas para organizar su alimentación de manera eficiente y variada, garantizando así una dieta equilibrada y nutritiva a lo largo de la semana.

El enfoque en la importancia de las frutas, verduras y la fibra es evidente en cada capítulo. Se destacan los beneficios nutricionales de estos alimentos y se presentan recetas simples y creativas para incorporarlos de manera atractiva y sabrosa en la dieta diaria.

Este énfasis en alimentos frescos y naturales refuerza el mensaje central del libro; es posible disfrutar de comidas deliciosas mientras se promueve la salud y el bienestar.

En el transcurso de la obra, se enfatiza la relevancia de mantener hábitos alimenticios saludables, como la regularidad en las comidas y la evitación del picoteo entre ellas. A través de estrategias prácticas y realistas, el libro guía al lector en la adopción de **hábitos** que favorecen la salud a largo plazo y que son sostenibles en la vida cotidiana.

Además de la teoría, el libro ofrece **una amplia variedad de recetas** para cada momento del día; desayunos nutritivos y ligeros que proporcionan energía para comenzar el día, almuerzos equilibrados que ayudan a mantener el rendimiento y la concentración, y cenas ligeras y satisfactorias que favorecen una digestión adecuada y un sueño reparador.

Cada receta está diseñada con un **enfoque en la nutrición balanceada y el sabor**, demostrando que es posible disfrutar de comidas deliciosas mientras se sigue un plan de alimentación saludable.

El libro también aborda opciones para diferentes necesidades y preferencias dietéticas, incluyendo almuerzos rápidos y fáciles, almuerzos para llevar, ensaladas completas y nutritivas, sopas y caldos bajos en calorías, almuerzos vegetarianos y veganos, y platos internacionales adaptados para bajar en calorías.

Esta diversidad de opciones asegura que cada lector pueda encontrar recetas que se adapten a su estilo de vida y preferencias, facilitando la adherencia a una dieta saludable.

En resumen, este libro no es solo una **colección de recetas**, sino una **guía integral** que educa, motiva e inspira al lector a adoptar un estilo de vida más saludable y equilibrado. Al combinar teoría nutricional con recetas prácticas y deliciosas, el libro ofrece un enfoque holístico para la pérdida de peso y el mantenimiento de un peso saludable.

Cada capítulo está diseñado para proporcionar conocimientos valiosos y herramientas prácticas que empoderan al lector a tomar decisiones informadas sobre su alimentación y bienestar. Este libro es una invitación a embarcarse en un viaje hacia una vida más saludable, demostrando que es posible adelgazar sin perder el sabor y disfrutar de cada paso del camino.

*** **Muchas gracias por el tiempo que has dedicado a la lectura de este libro. Espero te haya podido ayudar. No te olvides de dejar tu comentario.**

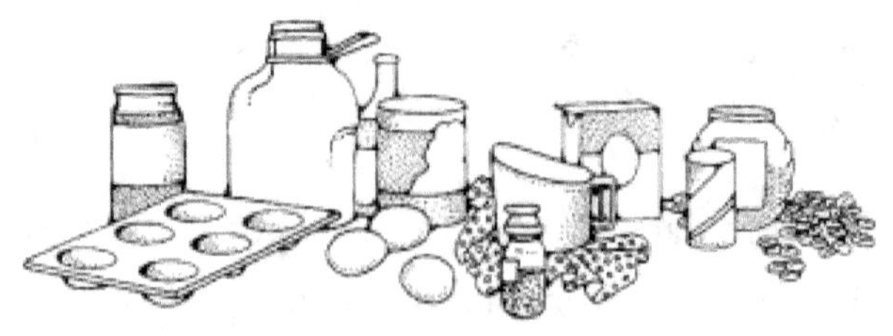

Sobre el Autor

Hola, ¿qué tal? No te sorprendas si te digo que soy ama de casa, o sea, una mujer como cualquier otra, como tú, por ejemplo. Tal vez existan algunas diferencias como que llevo toda la vida preocupándome por mi salud. He tenido todo tipo de problemas relacionados de los que año tras año he ido aprendiendo.

Me he formado en la Universidad en varias áreas, la nutrición ha sido una de ellas. La verdad es que me apasionan todos los temas relacionados con tratamientos que mejoren la salud. Al final es lo único que tenemos en esta vida. Sin salud el resto de las cosas se hacen más difíciles.

Me encanta cocinar, con productos naturales, de hecho, tengo una pequeña huerta donde cultivo algunos de ellos. Son una delicia que deberías de experimentar. Mis recetas están pensadas para darle al cuerpo lo que necesita.

Los libros que estoy escribiendo están basados en mis propias experiencias con el sobre peso, la ansiedad que produce, el estrés que causa, etc. Mi idea es que puedan servirte para mejorar tu estilo de vida y disfrutes de ella plenamente.

Recuerda que cuidar de la salud debería ser una de tus prioridades, con cariño y mucho cuidado.

Más libros en; https://amzn.to/3rUn6MW

Otras recomendaciones;
https://taplink.cc/victoriamaciass

Kit de Cocina en Amazon;
https://amzn.to/44EEzJg

Victoria Maciass

Puedes seguirme en;

https://twitter.com/victoriadietas

https://www.pinterest.com/victoriamaciass

Otros títulos del autor;

Si deseas saber más de mi trabajo te invito a que veas mi página de autor en Amazon.;
https://amzn.to/3rUn6MW

Hago un esfuerzo cada día para mantener un amplio listado de libros que pongo a tu disposición. Solo espero que estos libros puedan ser de utilidad y ayudarte de alguna manera.

1. **Una vida sin ansiedad ni ataques de pánico**; Detenga los ataques de ansiedad de una vez por todas y viva una vida plena. https://amzn.to/49iZjcF
2. **Libérate de la ansiedad y los ataques de pánico**; Una guía completa que te guiará en el viaje hacia una vida plena sin ansiedad ni ataques de pánico y sin miedo. https://amzn.to/3TRzYBr
3. **Cómo controlar la ansiedad**; Un viaje hacia la paz interior en el laberinto de la mente dominando tus pensamientos. https://books2read.com/u/49dJXp

4. **Método varices**; El camino hacia unas piernas saludables y radiantes revelado. https://amzn.to/3zmLmx1

5. **Sudoración excesiva**; Como controlar el sudor excesivo y la transpiración, estrategias poderosas para controlar la hiperhidrosis y recuperar el control de tu vida. https://amzn.to/3VNMO3i

6. **Celulitis bajo control**; La guía definitiva para entender la celulitis con estrategias de prevención, métodos de eliminación y tratamientos naturales. https://amzn.to/3XMQGUL

7. **El libro de los sueños**; Cuentos clásicos cortos que cautivan niños y adultos llevándolos a mundos de fantasía que desatan su imaginación. https://amzn.to/3L45Ygm

8. **Despertando la mente**; Guía práctica de meditación para principiantes. https://amzn.to/3P6DLXX

9. **Hábitos transformadores**; El camino hacia una vida plena y productiva explorando el poder transformador de nuestras acciones diarias. https://books2read.com/u/bOp7v9

10. **Motivación y transformación positiva**; Despertando tu poder interior en un viaje de autodescubrimiento y crecimiento personal. https://amzn.to/3V1uQM1

11. **La magia de los números**; Desbloquea los secretos del universo, revela tu destino y empodérate a través del poder transformador de los números. https://amzn.to/3T3qT8w

12. **Desentrañando las causas del metabolismo lento**; Comprende este fenómeno del metabolismo y cómo afecta directamente a tu peso corporal. https://amzn.to/4buZ3aT

13. **Desintoxica tu cuerpo y tu mente**; Comienza un nuevo estilo de vida llena de salud y dale a tu cuerpo otra oportunidad. https://amzn.to/3wlY4Lj

14. **Desintoxicar el cuerpo y bajar de peso**; Un enfoque integral para tener una salud óptima y comenzar un nuevo estilo de vida. https://amzn.to/3ztVrZm

15. **La guía de las gallinas**; Descubre el fascinante mundo de la cría y el cuidado de estas aves y todos sus bencficios. https://amzn.to/3RH9KQx

16. **Adiestramiento canino**; Guía completa para entrenar a tu perro con éxito. https://amzn.to/4ajfrLg

• **Libros de recetas**; https://amzn.to/43VMql4

• **Cuadernos y otros títulos**; https://amzn.to/3du3N51